Angelika Janzen

Michael Baier

Fit mit Liegestütz-Training

Für alle, die jung und gesund bleiben wollen

Bibliografische Information der Deutschen Nationalbibliothek: Die Deutsche Nationalbibliothek verzeichnet diese Publikation in der Deutschen Nationalbibliografie. Detaillierte bibliografische Daten sind im Internet über http://dnb.dnb.de abrufbar.

Verlag: BoD · Books on Demand GmbH, In de Tarpen 42,

22848 Norderstedt

Druck: Libri Plureos GmbH, Friedensallee 273,

22763 Hamburg

ISBN: 978-3-7597-6181-1

Inhaltsverzeichnis

1. Persönliche Widmung

Für dich, liebe Leserin, lieber Leser,

dieses Buch ist für dich – einen wahren Enthusiasten, der sich nicht mit dem Durchschnitt zufriedengibt und immer nach neuen Herausforderungen strebt.

Möge jede Liegestützwiederholung, die du in diesen Seiten findest, dich daran erinnern, dass du fähig bist, deine Grenzen zu überschreiten und Höhen zu erklimmen, von denen du bisher nur geträumt hast.

Mögen die Schweißtropfen auf deiner Stirn zu den Tropfen werden, die deine Entschlossenheit formen, und die kleinen Siege, die du auf dem Weg erreichst, zu den Meilensteinen deiner Reise werden.

Du bist auf dem Weg, ein Liegestütz-Meister zu werden – nicht nur in körperlicher Stärke, sondern auch in mentaler Ausdauer und innerer Beherrschung.

Möge dieses Buch dich inspirieren, motivieren und dich begleiten, wenn du dich über die Schwerkraft erhebst und deine eigene Legende schreibst.

Mit ganzer Unterstützung und Bewunderung

Angelika Janzen und Michael Baier

2. Darum solltest du dieses Buch kaufen

Du solltest dieses Liegestütz Trainingsbuch kaufen, weil es dir eine umfassende und effektive Anleitung bietet, um deine körperliche Fitness, Stärke und Beherrschung auf ein neues Niveau zu heben. Hier sind einige Gründe, warum dieses Buch eine lohnende Investition für dich sein könnte:

1. **Ganzheitlicher Ansatz:** Das Buch konzentriert sich nicht nur auf Liegestütze als Übung, sondern bietet einen ganzheitlichen Ansatz, um Kraft, Ausdauer, Beweglichkeit und mentale Stärke zu entwickeln. Es hilft dir, eine starke Grundlage für deine Gesundheit und Fitness aufzubauen.
2. **Progressive Trainingspläne:** Egal, ob du Anfänger oder Fortgeschrittener bist, das Buch enthält progressive Trainingspläne, die individuell anpassbar sind. Diese Pläne führen dich durch verschiedene Stufen, von den Grundlagen bis hin zu fortgeschrittenen Variationen, um sicherzustellen, dass du kontinuierlich Fortschritte machst.
3. **Korrekte Form und Technik:** Die richtige Form und Technik sind entscheidend, um optimale Ergebnisse zu erzielen und Verletzungen zu vermeiden. Das Buch bietet klare Anleitungen und Tipps zur Ausführung der Übungen mit korrekter Technik.
4. **Mentale Stärke:** Neben dem körperlichen Training widmet sich das Buch auch der mentalen Einstellung und Motivation. Du wirst lernen, wie du mentale Barrieren überwinden und dich auf dem Weg zu deinen Zielen motivieren kannst.

5. **Ernährungsberatung:** Das Buch bietet auch praktische Hinweise zur richtigen Ernährung, um deine Fortschritte zu unterstützen und sicherzustellen, dass du deinen Körper optimal mit den benötigten Nährstoffen versorgst.
6. **Inspiration und Motivation:** Die persönlichen Geschichten von Fortschritten anderer Menschen und die praktischen Ratschläge im Buch werden dich inspirieren und motivieren, deine eigenen Ziele zu erreichen und dich stetig zu verbessern.
7. **Zeit- und Kosteneffizienz:** Calisthenics basiert auf dem Training mit dem eigenen Körpergewicht, was bedeutet, dass du keine teure Ausrüstung oder Mitgliedschaft im Fitnessstudio benötigst. Dieses Buch bietet dir eine kostengünstige und flexible Möglichkeit, in Form zu kommen.

Kurz gesagt, dieses Liegestütz Trainingsbuch bietet dir eine umfassende und praktische Anleitung, um deine körperliche Fitness zu steigern, Körperbeherrschung zu erlangen und dich auf dem Weg zu einer insgesamt gesünderen und stärkeren Version von dir selbst zu unterstützen.

3. Erfolgsgarantie

Wir sind fest davon überzeugt, dass dieses Buch dir dabei helfen wird, dein Liegestütz Training auf ein neues Level zu bringen und deine Ziele zu erreichen. Wir legen großen Wert darauf, dir fundierte Anleitungen, effektive Trainingspläne und wertvolle Tipps zu bieten, die deine Fortschritte fördern werden. Daher möchten wir dir eine Erfolgsgarantie geben:

Wenn du die in diesem Buch präsentierten Prinzipien, Techniken und Trainingspläne konsequent und verantwortungsbewusst umsetzt, sind wir zuversichtlich, dass du positive Veränderungen in deinem Liegestütz Training erleben wirst. Deine Kraft, Ausdauer und Fähigkeiten werden sich verbessern, und du wirst die Ergebnisse in deiner Fitness und deinem Wohlbefinden spüren.

Unsere Mission ist es, dich dabei zu unterstützen, deine Ziele zu erreichen und das Beste aus deinem Liegestütz Training herauszuholen. Wir sind fest davon überzeugt, dass du mit diesem Buch die Werkzeuge in der Hand hast, um erfolgreich zu sein.

4. Einleitung

Willkommen zu "Fit mit Liegestütz-Training". Dieses Buch ist für alle gedacht, die sich auf eine Reise begeben möchten, um ihre körperliche Stärke, Ausdauer und Körperbeherrschung auf ein neues Niveau zu heben. Egal, ob du ein Anfänger bist, der gerade erst mit dem Fitness-Training beginnt, oder ein erfahrener Sportler, der seine Fähigkeiten erweitern möchte – dieses Buch wird dich auf deiner Reise begleiten und unterstützen.

Liegestütze sind mehr als nur eine grundlegende Übung; sie sind der ultimative Ausdruck von körperlicher Fitness, Kraft und Disziplin. Die Fähigkeit, dein eigenes Körpergewicht zu kontrollieren und es in perfekt synchronisierten Bewegungen zu bewegen, ist ein Zeichen von Gleichgewicht und Stärke sowohl im physischen als auch im mentalen Sinne.

In diesem Trainingsbuch wirst du nicht nur die Grundlagen der Liegestütz lernen, sondern auch Schritt für Schritt durch verschiedene Stufen geführt, die dich von den grundlegenden Bewegungen bis zu den fortgeschrittensten Variationen führen. Du wirst erfahren, wie du nicht nur deine Muskeln stärkst, sondern auch deine Körperbeherrschung und Selbstvertrauen aufbaust.

Unser Ziel ist es, dich zu befähigen, deine persönlichen Ziele zu erreichen, sei es das Erreichen von 100 Liegestützen in Folge, das Meistern von einarmigen Liegestützen oder sogar das Beherrschen der Planche Push-Ups. Doch dieses Buch bietet mehr als nur Anleitung zu Übungen. Es wird dir auch Einblicke in die richtige Ernährung, die Bedeutung der richtigen Form und Technik sowie in die Kunst der Regeneration und des mentalen Fokus geben.

Egal, ob du deinen Körper transformieren oder einfach nur deine körperliche Fitness auf ein neues Level heben möchtest, dieses Buch wird dir die Werkzeuge und das Wissen liefern, um erfolgreich zu sein. Denke daran, dass jede Reise mit einem ersten Schritt beginnt – und der erste Schritt zu deiner Verwandlung beginnt hier. Lasst uns gemeinsam diese Reise antreten und dich in einen wahren Liegestütz-Helden verwandeln.

Hofheim am Taunus 2024

Angelika Janzen und Michael Baier

5. Wie sollte ich das Buch lesen?

Das Lesen eines Liegestütz Trainingsbuches erfordert eine strukturierte Herangehensweise, um das Beste aus den Inhalten herauszuholen. Hier sind einige Schritte, die dir helfen können, das Buch effektiv zu lesen und die Informationen zu nutzen:

1. **Vorbereitung und Einstellung:** Beginne mit einer offenen und positiven Einstellung. Visualisiere deine Ziele und Absichten für das Training, um dich zu motivieren.
2. **Überblick verschaffen:** Blättere das Buch durch, um einen Überblick über die Kapitel und Themen zu erhalten. Dies hilft dir, dich auf das vorzubereiten, was dich erwartet.
3. **Kapitelweise Herangehensweise:** Lies das Buch kapitelweise und in der Reihenfolge. Jedes Kapitel baut auf den vorherigen auf und hilft dir, ein umfassendes Verständnis für das Training aufzubauen.
4. **Notizen machen:** Halte während des Lesens Notizen über wichtige Punkte, Übungen, Trainingspläne oder Motivationstipps. Diese Notizen können als schnelle Referenz dienen.
5. **Praktische Anwendung:** Setze das Gelesene in die Praxis um. Führe die vorgestellten Übungen aus, befolge die Trainingspläne und teste die Tipps, um deine eigene Erfahrung zu machen.
6. **Selbstreflexion:** Nimm dir Zeit, um deine Fortschritte zu reflektieren. Wie fühlt sich das Training an? Welche Verbesserungen bemerkst du? Was möchtest du als nächstes erreichen?
7. **Fragen stellen:** Wenn du auf Fragen stößt oder etwas nicht verstehst, zögere nicht, diese Fragen zu notieren und weitere Recherche anzustreben.

8. **Kontinuierliches Lernen:** Nutze das Buch nicht nur als einmalige Lektüre, sondern als Ressource, auf die du immer wieder zurückkommen kannst. Wiederhole Kapitel oder Übungen, um dein Wissen zu vertiefen.
9. **Anpassung an deine Bedürfnisse:** Passe die vorgestellten Trainingspläne und Tipps an deine individuellen Bedürfnisse und Fortschritte an. Ein maßgeschneiderter Ansatz ist oft effektiver.
10. **Geduld und Durchhaltevermögen:** Die Ergebnisse werden nicht über Nacht kommen. Halte an deinem Training fest, sei geduldig und vertraue darauf, dass sich kontinuierliche Anstrengung auszahlt.

Das Lesen eines Liegestütz Trainingsbuches sollte nicht nur eine informative Erfahrung sein, sondern dich auch dazu inspirieren, die erlernten Konzepte in die Tat umzusetzen. Verwende das Buch als Werkzeug, um deine körperliche Stärke und Fitness aufzubauen und gleichzeitig von den Vorteilen eines disziplinierten Trainings zu profitieren.

6. Wie motiviere ich mich?

Die Motivation für ein effektives Liegestütz Training aufrechtzuerhalten kann eine Herausforderung sein, aber es gibt einige Strategien, die dir dabei helfen können:

1. **Setze klare Ziele:** Definiere konkrete und realistische Ziele für dein Liegestütz Training. Ob es darum geht, eine bestimmte Anzahl von Wiederholungen zu erreichen oder eine fortgeschrittenere Variation zu meistern, klare Ziele können dich motivieren.
2. **Brich es in kleine Schritte:** Teile dein Training in kleine, erreichbare Schritte auf. Anstatt sich auf das Endziel zu konzentrieren, setze dir Zwischenziele, die du nach und nach erreichen kannst.
3. **Halte Fortschritte fest:** Halte deine Fortschritte in einem Tagebuch oder einer App fest. Das Festhalten deiner Erfolge kann dir einen visuellen Nachweis deines Engagements bieten und dich motivieren, weiterzumachen.
4. **Finde Trainingspartner:** Trainiere mit einem Freund oder einer Freundin, um gegenseitige Motivation und Unterstützung zu bieten. Gemeinsames Training kann Spaß machen und dich accountable halten.
5. **Variationen ausprobieren:** Experimentiere mit verschiedenen Liegestütz-Varianten, um das Training interessant zu gestalten. Die Möglichkeit, neue Übungen zu lernen, kann die Motivation steigern.
6. **Belohnungen setzen:** Belohne dich selbst für erreichte Ziele. Diese Belohnungen könnten kleine Dinge sein, die dich motivieren, wie zum Beispiel ein leckeres Essen oder Zeit für eine Aktivität, die du genießt.
7. **Visualisierung:** Stelle dir vor, wie du deine Ziele erreichst. Visualisiere dich selbst dabei, erfolgreich Liegestütze auszuführen und Fortschritte zu machen.
8. **Musik oder Podcasts:** Höre während des Trainings deine Lieblingsmusik oder Podcasts, um das Training angenehmer zu gestalten und dich abzulenken.

9. **Ergebnisse spüren:** Achte auf die positiven Auswirkungen des Trainings auf deinen Körper. Du wirst wahrscheinlich bald eine verbesserte Kraft und Ausdauer bemerken, was zusätzlich motivieren kann.
10. **Selbstfürsorge:** Erinnere dich daran, dass das Training nicht nur für die physische Fitness wichtig ist, sondern auch für deine allgemeine Gesundheit und dein Wohlbefinden. Das Gefühl der Selbstfürsorge kann als Motivationsquelle dienen.
11. **Trainingsplan erstellen:** Erstelle einen detaillierten Trainingsplan, der auf deine Ziele abgestimmt ist. Ein strukturierter Plan kann dir helfen, auf Kurs zu bleiben.
12. **Veränderungen beobachten:** Halte deine körperlichen Veränderungen im Auge. Das Beobachten von Fortschritten in Bezug auf Kraft und Körperkomposition kann sehr motivierend sein.

Finde heraus, welche Strategien am besten zu dir passen. Motivation kann von Tag zu Tag variieren, daher ist es wichtig, verschiedene Ansätze auszuprobieren, um das Training kontinuierlich zu genießen und Fortschritte zu erzielen.

7. Welche Fragen hat ein Anfänger?

Ein Anfänger, der sich mit einem Liegestütz Trainingsbuch befasst, könnte eine Vielzahl von Fragen haben, um besser zu verstehen, wie er effektiv mit Liegestützen beginnen kann. Hier sind einige mögliche Fragen, die Anfänger stellen könnten:

1. **Wie führe ich Liegestütze richtig aus?** Anfänger könnten nach detaillierten Anweisungen zur richtigen Form und Technik fragen, um sicherzustellen, dass sie die Übungen korrekt ausführen.
2. **Wie viele Liegestütze sollte ich anfangen zu machen?** Anfänger möchten wissen, wie sie ihre Wiederholungszahlen anpassen sollten, um Überlastung zu vermeiden und gleichzeitig Fortschritte zu erzielen.
3. **Wie oft sollte ich Liegestütze trainieren?** Die Frage nach der Häufigkeit des Trainings ist wichtig, um Übertraining oder unzureichendes Training zu vermeiden.
4. **Welche Variationen von Liegestützen sollte ich ausprobieren?** Anfänger könnten neugierig sein, welche verschiedenen Variationen von Liegestützen es gibt und wann sie diese einführen sollten.
5. **Wie kann ich meine Körperkraft für Liegestütze aufbauen?** Fragen zur allgemeinen Körperkraftentwicklung und möglichen Übungen zur Vorbereitung auf Liegestütze sind häufig.
6. **Wie gehe ich mit anfänglichen Schwierigkeiten um?** Anfänger könnten Fragen zur Überwindung von anfänglichen Herausforderungen oder Muskelschmerzen haben.
7. **Wie kann ich mich vor Verletzungen schützen?** Sicherheit ist wichtig, daher könnten Fragen zur Vermeidung von Verletzungen und zur Aufwärmroutine auftauchen.

8. **Wie erstelle ich einen effektiven Trainingsplan?** Anfänger möchten wissen, wie sie einen Trainingsplan erstellen können, der sie schrittweise an fortgeschrittenere Liegestütz-Varianten heranführt.
9. **Welche Rolle spielt die Ernährung beim Liegestütz Training?** Anfänger könnten nach Tipps zur richtigen Ernährung fragen, um ihre Fortschritte zu unterstützen.
10. **Wie kann ich mich mental auf das Training vorbereiten?** Fragen zur Motivation, mentalen Fokus und zur Überwindung von Hindernissen könnten auftreten.

Dieses Trainingsbuch spricht diese Fragen an und gibt klare und verständliche Antworten, damit Anfängerinnen und Anfänger ihre Liegestütz-Reise erfolgreich beginnen.

8. Wie sieht ein Trainingsplan für Anfänger aus?

Hier ist ein grundlegender Liegestütz Trainingsplan für Anfänger, der dir dabei helfen wird, deine Liegestütz-Fähigkeiten schrittweise zu verbessern. Stelle sicher, dass du vor Trainingsbeginn immer ausreichend aufwärmst, um Verletzungen zu vermeiden. Falls du gesundheitliche Bedenken hast, konsultiere bitte zuerst einen Arzt, bevor du mit dem Training beginnst.

Woche	Tag	Inhalt	
1 und 2		**Grundlagen legen**	
		Ziel: Gewöhnung an die Bewegung und Steigerung der Wiederholungszahlen.	
	1	3 Sätze von jeweils 5 Liegestützen Pausen: 60 Sekunden zwischen den Sätzen	
	2	3 Sätze von jeweils 5 Liegestützen	
	3	Pause	
	4	3 Sätze von jeweils 6 Liegestützen	
	5	3 Sätze von jeweils 6 Liegestützen	
	6	Pause	
	7	3 Sätze von jeweils 7 Liegestützen	

Woche	Tag	Inhalt	
3 und 4		**Steigerung der Intensität**	
		Ziel: Erhöhung der Wiederholungszahlen und Verbesserung der Technik	
	1	4 Sätze von jeweils 7 Liegestützen	
	2	4 Sätze von jeweils 8 Liegestützen	
	3	Pause	
	4	4 Sätze von jeweils 9 Liegestützen	
	5	4 Sätze von jeweils 9 Liegestützen	
	6	Pause	
	7	4 Sätze von jeweils 10 Liegestützen	

Woche	Tag	Inhalt	
5 und 6		**Fortgeschrittenes Training**	
		Ziel: Steigerung der Intensität und Vorbereitung auf fortgeschrittenere Variationen.	
	1	5 Sätze von jeweils 10 Liegestützen	
	2	5 Sätze von jeweils 12 Liegestützen	
	3	Pause	
	4	5 Sätze von jeweils 12 Liegestützen	
	5	5 Sätze von jeweils 15 Liegestützen	
	6	Pause	
	7	5 Sätze von jeweils 15 Liegestützen	

Woche	Tag	Inhalt	
7 und 8		**Variationen hinzufügen**	
		Ziel: Einführung von schwierigeren Liegestütz-Varianten.	
	1	4 Sätze von jeweils 10 Diamond Liegestützen (Hände berühren sich unter der Brust)	
	2	4 Sätze von jeweils 12 Breite Liegestützen (Hände weiter als Schulterbreite)	
	3	Pause	
	4	4 Sätze von jeweils 8 Liegestützen mit erhöhten Füßen (auf einer Erhöhung)	
	5	4 Sätze von jeweils 10 Pseudo-Planche Liegestützen (Hände nahe der Hüften, Finger zeigen nach hinten)	
	6	Pause	
	7	4 Sätze von jeweils 10 Diamant Liegestützen	

Denke daran, dich stetig herauszufordern, aber übertreibe es nicht, um Verletzungen zu vermeiden. Achte auf deine Technik und gönne deinem Körper ausreichend Ruhezeiten. Du kannst diesen Plan nach den 8 Wochen anpassen und fortgeschrittenere Übungen einbeziehen, wenn du dich bereit fühlst.

9. Welche Fragen hat ein Fortgeschrittener?

Ein Fortgeschrittener, der bereits Erfahrung mit Liegestützen hat und nach Möglichkeiten sucht, seine Fähigkeiten zu erweitern, könnte tiefgreifendere Fragen zu einem Liegestütz Trainingsbuch haben. Hier sind einige mögliche Fragen, die Fortgeschrittene stellen könnten:

1. **Wie kann ich meine Liegestütz-Wiederholungszahlen weiter steigern?** Fortgeschrittene möchten möglicherweise wissen, wie sie ihre Wiederholungszahlen erhöhen können, um ihre Grenzen zu überschreiten.
2. **Welche fortgeschrittenen Variationen kann ich ausprobieren?** Fragen zu anspruchsvolleren Liegestütz-Varianten wie einarmigen Liegestützen, Diamant Liegestützen oder Planche Push-Ups könnten auftauchen.
3. **Wie kann ich die Intensität meiner Liegestütz-Workouts steigern?** Fortgeschrittene könnten nach Methoden suchen, um ihre Workouts durch Hinzufügen von Gewicht oder anderen anspruchsvollen Elementen intensiver zu gestalten.
4. **Wie kann ich meine Körperbeherrschung und Form weiter verbessern?** Fragen zur Feinabstimmung der Form und Technik könnten wichtig sein, um die Effektivität der Übungen zu maximieren.
5. **Wie kann ich Plateaus überwinden?** Fortgeschrittene könnten Rat suchen, wie sie Stagnation überwinden und kontinuierlich Fortschritte erzielen können.
6. **Wie kann ich meine Gelenke und Muskeln vor Überlastung schützen?** Fragen zur Vermeidung von Verletzungen und Überbeanspruchung könnten auftreten, insbesondere bei intensivem Training.
7. **Welche zusätzlichen Übungen kann ich in mein Training integrieren?** Fragen zu ergänzenden Übungen, die das Liegestütz Training unterstützen, könnten auftauchen.

8. **Wie kann ich meine Trainingseinheiten optimieren und periodisieren?** Fortgeschrittene könnten nach Rat zur Planung und Strukturierung ihrer Trainingsphasen suchen.
9. **Wie erreiche ich eine symmetrische Entwicklung meines Körpers?** Fragen zur Vermeidung von muskulären Ungleichgewichten und zur ganzheitlichen Entwicklung könnten auftreten.
10. **Wie kann ich mein Training auf lange Sicht nachhaltig gestalten?** Fragen zur langfristigen Trainingsstrategie und zur Vermeidung von Übertraining oder Burnout könnten relevant sein.

Ein qualitativ hochwertiges Trainingsbuch sollte auch auf diese fortgeschrittenen Fragen eingehen und fortgeschrittenen Lesern tiefe Einblicke, fortgeschrittene Techniken und spezifische Empfehlungen bieten.

10. Wie sieht ein Trainingsplan für Fortgeschrittene aus?

Hier ist ein anspruchsvoller Liegestütz Trainingsplan für Fortgeschrittene. Stelle sicher, dass du bereits eine solide Grundlage in den Liegestütz hast, bevor du diesen Plan beginnst. Vergiss nicht, dich vor dem Training aufzuwärmen, und konsultiere bei gesundheitlichen Bedenken einen Arzt.

Woche	Tag	Inhalt	
1 und 2		**Fortgeschrittene Grundlagen**	
		Ziel: Verbesserung der Form und Steigerung der Wiederholungszahlen.	
	1	4 Sätze von jeweils 12 Liegestützen	
	2	4 Sätze von jeweils 15 Liegestützen	
	3	Pause	
	4	4 Sätze von jeweils 15 Liegestützen	
	5	4 Sätze von jeweils 18 Liegestützen	
	6	Pause	
	7	4 Sätze von jeweils 18 Liegestützen	

Woche	Tag	Inhalt	
3 und 4		**Intensives Training**	
		Ziel: Steigerung der Intensität und Erkundung von fortgeschrittenen Varianten	
	1	5 Sätze von jeweils 20 Liegestützen	
	2	5 Sätze von jeweils 22 Liegestützen	
	3	Pause	
	4	5 Sätze von jeweils 25 Liegestützen	
	5	5 Sätze von jeweils 25 Liegestützen	
	6	Pause	
	7	5 Sätze von jeweils 28 Liegestützen	

Woche	Tag	Inhalt	
5 und 6		**Variationen meistern**	
		Ziel: Beherrschung verchiedener Liegestütz Varianten	
	1	4 Sätze von jeweils 20 Diamant Liegestützen	
	2	4 Sätze von jeweils 15 einarmigen Liegestützen (je Arm)	
	3	Pause	
	4	4 Sätze von jeweils 12 Archer Liegestützen (ein Arm weiter vorne)	
	5	4 Sätze von jeweils 18 erhöhten Liegestützen (auf zwei Erhöhungen)	
	6	Pause	
	7	4 Sätze von jeweils 20 Planche Lean Push Ups (Hände nahe der Hüften, Finder zeigen nach vorne)	

Woche	Tag	Inhalt	
7 und 8		**Maximale Intensität**	
		Ziel: Erhöhung der Gesamtleistung und Erkundung weiterer Varianten	
	1	5 Sätze von jeweils 30 Liegestützen	
	2	5 Sätze von jeweils 25 einarmigen Liegestützen (je Arm)	
	3	Pause	
	4	5 Sätze von jeweils 15 Planche Push Ups (Hände nahe den Hüften, Finger zeigen nach vorne)	
	5	5 Sätze von jeweils 20 erhöhten Pike Push Ups (auf Erhöhungen mit Fokus auf Schultern)	
	6	Pause	
	7	5 Sätze von jeweils 35 Liegestützen	

Denke daran, die korrekte Form zu wahren, während du die Übungen durchführst. Passe den Plan entsprechend deinem Fortschritt und deinen Zielen an. Wenn du weiterhin Fortschritte machen möchtest, könntest du auch fortgeschrittene Calisthenics-Techniken in deine Routine aufnehmen.

11. Wie dokumentiere ich meine Fortschritte?

Die Dokumentation deiner Fortschritte beim Liegestütz Training ist eine großartige Möglichkeit, deine Entwicklung zu verfolgen, motiviert zu bleiben und deinen Erfolg im Laufe der Zeit zu sehen. Hier sind einige Schritte, wie du deine Fortschritte dokumentieren kannst:

1. **Notizbuch oder Tagebuch:** Verwende ein physisches Notizbuch oder ein Tagebuch, um deine Trainingseinheiten festzuhalten. Schreibe das Datum, die Art des Trainings, die Anzahl der durchgeführten Liegestütze und deine allgemeinen Eindrücke auf.
2. **Trainingstagebuch-Apps:** Es gibt zahlreiche Apps, die speziell für das Dokumentieren von Trainingseinheiten entwickelt wurden. Diese ermöglichen es dir, Daten wie Wiederholungen, Sätze, Pausen und mehr einfach zu verfolgen.
3. **Fotografien und Videos:** Mache regelmäßig Fotos oder Videos von deinen Liegestütz-Übungen. Dies gibt dir visuelle Hinweise auf deine Fortschritte, insbesondere wenn du Variationen beherrschst, die du zuvor nicht konntest.
4. **Messungen und Statistiken:** Notiere deine Wiederholungszahlen, Sätze, Pausenzeiten und jede weitere relevante Information. Halte auch fest, wie du dich nach dem Training fühlst.
5. **Körperliche Veränderungen:** Beachte Veränderungen in deiner Körperzusammensetzung, Kraft und Ausdauer. Wenn du Fortschritte in Liegestütz und anderen Übungen siehst, wirst du wahrscheinlich auch Verbesserungen in deinem Körper bemerken.

6. **Ziele und Meilensteine:** Setze klare Ziele und Meilensteine für dein Liegestütz Training. Verfolge, wann du diese erreichst, und notiere, wie du dich dabei fühlst.
7. **Motivationsjournal:** Führe ein Journal, in dem du deine Gedanken, Emotionen und Motivationen in Bezug auf das Training festhältst. Dies kann hilfreich sein, um zu verstehen, was dich antreibt oder was dich gegebenenfalls herausfordert.
8. **Regelmäßige Überprüfung:** Nimm dir Zeit, um deine Fortschritte regelmäßig zu überprüfen. Dies kann wöchentlich, monatlich oder in einem von dir festgelegten Intervall erfolgen.
9. **Anpassungen vornehmen:** Basierend auf deinen dokumentierten Fortschritten kannst du deinen Trainingsplan anpassen. Erhöhe allmählich die Anzahl der Wiederholungen, füge neue Variationen hinzu oder verändere die Intensität.
10. **Feiern von Erfolgen:** Vergiss nicht, deine Erfolge zu feiern, egal wie klein sie sein mögen. Dies kann dazu beitragen, deine Motivation hochzuhalten und dich auf deine Ziele zu konzentrieren.

Die Dokumentation deiner Fortschritte kann nicht nur dazu beitragen, dich motiviert zu halten, sondern auch dazu, klügere Entscheidungen über dein Training zu treffen.

12. Was passiert im Körper?

Während eines Liegestütz Trainings finden im Körper verschiedene physiologische Prozesse statt, die zur Muskelarbeit, Energiebereitstellung und Anpassung beitragen. Hier sind einige der Hauptereignisse, die während eines Liegestütz Trainings auftreten:

1. **Muskelkontraktion:** Bei einem Liegestütz kontrahieren verschiedene Muskeln, um den Körper vom Boden aus nach oben zu drücken. Die Hauptmuskeln, die dabei involviert sind, sind die Brustmuskeln (Pectoralis major), die Schultermuskeln (Deltamuskeln), die Trizeps und die Muskeln des Rumpfes und des Rückens, die die Stabilität aufrechterhalten.
2. **Energiebereitstellung:** Während eines Liegestütz Trainings wird die benötigte Energie größtenteils durch die Umwandlung von ATP (Adenosintriphosphat) in ADP (A-denosindiphosphat) freigesetzt. Kurzzeitige Übungen wie Liegestütze verwenden hauptsächlich das anaerobe System, bei dem die Muskeln ohne Sauerstoff Energie produzieren.
3. **Herz-Kreislauf-Aktivität:** Während der Übung erhöht sich die Herzfrequenz, um den gesteigerten Energiebedarf und die Durchblutung der arbeitenden Muskulatur zu bewältigen. Dies verbessert die Sauerstoffversorgung der Muskeln und fördert den Abtransport von Abfallstoffen.
4. **Atemfrequenz:** Die Atmung wird während des Liegestütz Trainings beschleunigt, um den gesteigerten Sauerstoffbedarf des Körpers zu decken. Eine effiziente Atmung ist wichtig, um die Leistung aufrechtzuerhalten und die Ermüdung zu verzögern.
5. **Muskelbeanspruchung und Mikrotrauma:** Während der Kontraktion der Muskeln werden Mikroverletzungen oder Mikrotraumata in den Muskelgeweben verursacht. Dies ist ein normaler Teil des Trainingsprozesses und führt zur Reparatur und zum Wachstum der Muskeln.

6. **Rekrutierung von Muskelfasern:** Mit zunehmender Ermüdung werden zusätzliche Muskeleinheiten (Muskelfasern) rekrutiert, um die Belastung aufrechtzuerhalten. Dies kann zu einem Gefühl der Anstrengung und Ermüdung führen.
7. **Neuromuskuläre Anpassungen:** Wiederholtes Liegestütz Training führt zu einer besseren Koordination und Anpassung der Muskelaktivierung. Die Nerven-Muskel-Kommunikation wird optimiert, was zu effizienteren Bewegungen führt.
8. **Nachbrenneffekt:** Nach dem Training bleibt der Energieverbrauch erhöht, da der Körper Energie benötigt, um sich zu erholen, den Sauerstoffbedarf wiederherzustellen und Abfallstoffe zu beseitigen.

All diese Prozesse tragen zur Stärkung der Muskeln, zur Verbesserung der körperlichen Fitness und zur Anpassungsfähigkeit des Körpers bei. Es ist wichtig, das Training kontinuierlich zu steigern und ausreichend Ruhe und Erholung zu ermöglichen, um optimale Fortschritte zu erzielen.

13. Welche Vorteile bietet Liegestütz-Training?

Liegestütz-Training bietet eine Vielzahl von Vorteilen für die körperliche und geistige Gesundheit. Hier sind einige der wichtigsten Vorteile:

1. **Stärkung der Brustmuskulatur:** Liegestütze sind eine großartige Übung, um die Brustmuskulatur zu stärken und zu straffen.
2. **Aufbau von Arm- und Schultermuskulatur:** Liegestütze sind auch eine hervorragende Übung zur Stärkung der Arm- und Schultermuskulatur.
3. **Verbesserung der Kernkraft:** Während der Durchführung von Liegestützen müssen Sie Ihre Bauchmuskeln und den unteren Rückenbereich aktivieren, um eine stabile Körperhaltung aufrechtzuerhalten. Dies trägt zur Verbesserung der Kernkraft und Stabilität bei.
4. **Verbesserung der allgemeinen Körperkraft und Ausdauer:** Liegestütze fordern den Körper auf unterschiedliche Weise heraus und können dazu beitragen, die allgemeine Körperkraft und Ausdauer zu verbessern.
5. **Verbesserung der Körperhaltung:** Liegestütze können dazu beitragen, eine korrekte Körperhaltung zu fördern, indem sie dazu beitragen, die Muskeln im Schulter- und Rückenbereich zu stärken.
6. **Verbesserung der Körperwahrnehmung:** Während des Liegestütz-Trainings lernen Sie, auf Ihren Körper zu hören und zu spüren, welche Muskeln aktiviert werden und wie sich Ihr Körper bewegt. Dies trägt zur Verbesserung der Körperwahrnehmung und des Körperbewusstseins bei.
7. **Stressabbau:** Liegestütz-Training kann auch dazu beitragen, Stress abzubauen und das Wohlbefinden zu verbessern.

Insgesamt kann das Liegestütz-Training eine großartige Möglichkeit sein, um die körperliche Fitness und die geistige Gesundheit zu verbessern.

14. Welche Philosophie fördert Liegestütz-Training?

Liegestütz-Training wird oft als eine Form des körperlichen Trainings angesehen, das nicht nur physische Kraft und Ausdauer fördert, sondern auch mentale Stärke und Disziplin fördert. Die Philosophie des Liegestütz-Trainings basiert auf der Idee, dass körperliche Herausforderungen dazu beitragen können, den Geist zu stärken und ein Gefühl der Selbstkontrolle und Willenskraft zu entwickeln.

Durch die Herausforderung, immer mehr Liegestütze zu machen, können Menschen lernen, ihre körperlichen und geistigen Grenzen zu erweitern und ihre Fähigkeit zur Selbstüberwindung zu verbessern. Liegestütze erfordern eine gewisse Anstrengung und können dazu beitragen, das Durchhaltevermögen zu erhöhen und die Fähigkeit zu fördern, mit Stress und Herausforderungen umzugehen.

In diesem Sinne kann Liegestütz-Training eine Philosophie der Selbstverbesserung und Selbstbeherrschung fördern, die in vielen Bereichen des Lebens von Nutzen sein kann.

15. Wie hilfreich sind Liegestütze beim Stressabbau?

Liegestütze können beim Stressabbau sehr hilfreich sein. Durch das intensive Training werden Endorphine ausgeschüttet, die das Wohlbefinden steigern und Stress reduzieren können. Außerdem kann das körperliche Training helfen, die Gedanken zu klären und den Fokus auf den Körper zu legen, was dazu beitragen kann, den Stress des Alltags zu vergessen.

Es wurde auch gezeigt, dass regelmäßige körperliche Aktivität, einschließlich Liegestützen, dazu beitragen kann, Angstzustände und Depressionen zu reduzieren. Wenn der Körper regelmäßig trainiert wird, können die Hormone des Körpers ausgeglichen werden, was zur Verbesserung der Stimmung und zur Verringerung von Stress und Angstzuständen beitragen kann.

Es ist jedoch wichtig zu beachten, dass körperliches Training allein nicht ausreichend ist, um Stress langfristig zu bewältigen. Es ist auch wichtig, Entspannungstechniken zu erlernen und eine gesunde Lebensweise zu pflegen, um Stress langfristig zu reduzieren.

16. Welche Rolle spielt die Atmung bei Liegestützen?

Die Atmung spielt eine wichtige Rolle bei der Ausführung von Liegestützen. Es ist wichtig, richtig zu atmen, um sicherzustellen, dass der Körper während der Übung ausreichend mit Sauerstoff versorgt wird und um eine optimale Leistung zu erzielen.

In der Regel wird empfohlen, beim Absenken des Körpers in die Liegestützposition einzuatmen und beim Hochdrücken des Körpers aus der Liegestützposition auszuatmen. Wenn Sie einatmen, wird der Brustkorb geöffnet und die Lungen nehmen Luft auf, was die Brustmuskulatur erweitert und den Körper auf den bevorstehenden Kraftaufwand vorbereitet. Wenn Sie ausatmen, wird die Luft aus den Lungen herausgedrückt und der Körper drückt sich vom Boden ab, um den Körper wieder in die Ausgangsposition zu bringen.

Eine gute Atmungstechnik kann helfen, die Körperhaltung während der Übung aufrechtzuerhalten und Verletzungen zu vermeiden. Ein bewusstes und koordiniertes Atmen kann auch dazu beitragen, die Konzentration und Ausdauer während der Übung zu erhöhen. Es ist wichtig, tief und gleichmäßig zu atmen und den Atemrhythmus während der gesamten Übung aufrechtzuerhalten.

17. Welche Ernährung ist optimal für Liegestütz-Training?

Eine ausgewogene Ernährung, die ausreichend Energie und Nährstoffe liefert, ist entscheidend für ein erfolgreiches Liegestütze-Training. Hier sind einige Ernährungstipps, die Ihnen helfen können, Ihre Liegestütz-Trainingsziele zu erreichen:

1. **Ausreichende Proteinversorgung:** Proteine sind wichtig für den Muskelaufbau und die Reparatur von Muskelschäden. Sie sollten daher darauf achten, dass Sie ausreichend Protein in Ihrer Ernährung haben. Empfohlene Proteinquellen sind z.B. mageres Fleisch, Fisch, Milchprodukte, Hülsenfrüchte, Nüsse und Samen.
2. **Ausreichende Kohlenhydratversorgung:** Kohlenhydrate sind die Hauptenergiequelle für den Körper und sind wichtig für ein effektives Training. Empfohlene Kohlenhydratquellen sind z.B. Vollkornprodukte, Obst und Gemüse.
3. **Gesunde Fette:** Gesunde Fette, wie z.B. Omega-3-Fettsäuren, können helfen, Entzündungen im Körper zu reduzieren und die Muskelerholung zu fördern. Empfohlene Fettquellen sind z.B. fettreicher Fisch, Avocado, Nüsse und Samen.
4. **Ausreichend Hydratation:** Es ist wichtig, während des Trainings und auch sonst ausreichend Flüssigkeit zu sich zu nehmen, um den Körper hydratisiert zu halten. Empfohlen wird eine tägliche Flüssigkeitszufuhr von etwa 2-3 Litern.
5. **Vermeidung von zu viel Zucker und Fertigprodukten:** Zu viel Zucker und verarbeitete Lebensmittel können Entzündungen im Körper fördern und den Muskelaufbau beeinträchtigen. Es ist daher empfehlenswert, solche Lebensmittel in Maßen zu konsumieren.

6. **Angemessene Kalorienzufuhr:** Je nach Trainingsintensität und Körperzusammensetzung benötigt jeder Mensch eine unterschiedliche Anzahl an Kalorien. Es ist wichtig, die eigene Kalorienzufuhr zu berechnen und sicherzustellen, dass genügend Energie für das Training und die Erholung zur Verfügung steht.

Es ist wichtig, dass Sie eine Ernährung wählen, die zu Ihren individuellen Bedürfnissen und Trainingszielen passt. Wenn Sie Fragen zur Ernährung haben, können Sie sich an einen Ernährungsberater wenden.

18. Welche Rolle spielt mentale Stärke?

Mentale Stärke spielt beim Liegestütz-Training eine wichtige Rolle, da es eine Herausforderung für den Körper und den Geist darstellt. Um eine ausreichende Anzahl von Liegestützen durchzuführen, benötigt man Ausdauer, Durchhaltevermögen und die Fähigkeit, sich auf die Bewegung zu konzentrieren. Dies erfordert eine positive Einstellung, Motivation und Entschlossenheit. Mentale Stärke kann auch helfen, um den inneren Schweinehund zu überwinden und um sich selbst zu pushen, um neue Ziele zu erreichen und Fortschritte im Training zu machen. Ein positiver und fokussierter Geist kann auch dazu beitragen, Verletzungen zu vermeiden, da man sich auf die richtige Form und Technik konzentriert und den Körper nicht überfordert.

19. Welche Hinweise kann ein Physiotherapeut geben?

Ein Physiotherapeut kann viele hilfreiche Hinweise für das ideale Liegestütz-Training geben, insbesondere wenn es um die Vermeidung von Verletzungen und die Optimierung der Übungstechnik geht. Hier sind einige Beispiele:

1. **Korrekte Ausrichtung:** Es ist wichtig, die korrekte Ausrichtung während der Liegestütze beizubehalten, um Verletzungen zu vermeiden. Der Körper sollte in einer geraden Linie von den Füßen bis zum Kopf gehalten werden und die Hände sollten etwa schulterbreit auseinander positioniert sein.
2. **Atmung:** Die Atmung während der Liegestütze ist ebenfalls wichtig. Ein Physiotherapeut kann helfen, die Atmung zu synchronisieren, um die Belastung auf die Brust- und Armmuskeln zu optimieren.
3. **Modifikationen:** Wenn eine Person Schwierigkeiten hat, eine vollständige Liegestütze auszuführen, kann ein Physiotherapeut helfen, modifizierte Liegestütze anzupassen, um den Übungsfortschritt zu ermöglichen.
4. **Progression:** Wenn eine Person bereits in der Lage ist, Liegestütze durchzuführen, kann ein Physiotherapeut helfen, die Intensität und Schwierigkeit der Übung zu steigern, um die Muskelkraft und Ausdauer zu verbessern.
5. **Verletzungsprävention:** Ein Physiotherapeut kann auch helfen, potenzielle Verletzungen während des Trainings zu vermeiden, indem er sicherstellt, dass der Körper in der richtigen Position gehalten wird und dass keine übermäßige Belastung auf bestimmte Muskeln oder Gelenke ausgeübt wird.

Insgesamt kann ein Physiotherapeut dabei helfen, ein sicheres und effektives Liegestütz-Training zu entwickeln, das auf die individuellen Bedürfnisse und Ziele einer Person zugeschnitten ist.

20. Welche Arten von Liegestützen gibt es?

Es gibt verschiedene Arten von Liegestützen, die auf unterschiedliche Muskelgruppen abzielen und Schwierigkeitsgrade haben. Hier sind einige Beispiele:

1. **Klassische Liegestütze:** Diese Art von Liegestützen zielt hauptsächlich auf Brust-, Trizeps- und Schultermuskeln ab. Sie werden mit den Händen auf dem Boden und den Armen im Schulterbreit-Abstand ausgeführt.
2. **Diamant-Liegestütze:** Diese Liegestütze sind eine fortgeschrittenere Variante der klassischen Liegestütze und zielen stärker auf die Trizeps Muskulatur ab. Sie werden mit den Händen in einer Diamantform ausgeführt, wobei die Daumen und Zeigefinger eine Spitze bilden.
3. **Weite Liegestütze:** Diese Art von Liegestützen zielt auf die Brustmuskulatur und Schultern ab und wird mit den Händen in einer breiten Position ausgeführt.
4. **Einarmige Liegestütze:** Diese Art von Liegestützen erfordert eine erhebliche Stärke und Stabilität und zielt hauptsächlich auf die Brust-, Schulter- und Trizeps Muskeln ab. Sie werden mit einer Hand auf dem Boden ausgeführt und erfordern eine sorgfältige Ausführung, um Verletzungen zu vermeiden.
5. **Plyometrische Liegestütze:** Diese Art von Liegestützen ist eine explosive Variante, bei der Sie schnell von einer Liegestützposition in eine sprungartige Position springen. Diese Übung kann Ihre Kraft und Explosivität verbessern.

Es gibt auch viele andere Varianten von Liegestützen, einschließlich einbeiniger Liegestütze, Spiderman-Liegestütze, Hindernis-Liegestütze und vieles mehr. Die Wahl der richtigen Art von Liegestützen hängt von Ihrem Fitnesslevel, Ihren Zielen und Ihrer körperlichen Verfassung ab.

21. Was ist eine klassische Liegestütze?

Eine klassische Liegestütze ist eine grundlegende Körpergewichtsübung, die hauptsächlich die Brust-, Schulter- und Trizeps Muskeln trainiert. Die Übung kann auch dazu beitragen, Ihre Kernstabilität zu verbessern und Ihre allgemeine körperliche Fitness zu steigern.

Um eine klassische Liegestütze auszuführen, beginnen Sie in einer hohen Liegestützposition mit Ihren Händen auf dem Boden und Ihren Armen im Schulterbreit-Abstand. Ihre Füße sollten ebenfalls im Schulterbreit-Abstand sein. Senken Sie dann Ihren Körper ab, indem Sie Ihre Ellenbogen beugen und Ihren Brustkorb zur Bodenoberfläche bringen, bis Ihr Oberkörper fast den Boden berührt. Achten Sie darauf, dass Ihr Körper während der gesamten Bewegung gerade bleibt und keine Hohlkreuzhaltung oder übermäßige Durchbiegung des Rückens auftritt.

Drücken Sie sich dann explosiv vom Boden ab, bis Ihre Arme vollständig ausgestreckt sind und Ihr Körper wieder in der hohen Liegestützposition ist. Atmen Sie beim Absenken Ihres Körpers ein und beim Anheben aus.

Sie können Ihre Hände auch auf verschiedene Weise platzieren, um verschiedene Muskelgruppen zu trainieren. Zum Beispiel können Sie Ihre Hände in einer Diamantform positionieren, um die Trizeps Muskulatur stärker zu beanspruchen, oder Ihre Hände weiter auseinanderlegen, um die Brustmuskulatur stärker zu trainieren.

Die klassische Liegestütze ist eine einfache, aber effektive Übung, die fast überall ausgeführt werden kann und keine Ausrüstung erfordert. Wenn Sie gerade erst mit dem Training beginnen, sollten Sie mit einer kleinen Anzahl von Wiederholungen beginnen und allmählich steigern, um Überbeanspruchung oder Verletzungen zu vermeiden.

22. Was ist eine Diamant Liegestütze?

Eine Diamant-Liegestütze ist eine Variation der klassischen Liegestütze, bei der die Hände in einer Diamantform positioniert werden, um die Trizeps Muskulatur stärker zu beanspruchen. Diese Art von Liegestützen erfordert eine hohe körperliche Fitness und Stärke und kann eine Herausforderung für Anfänger sein.

Um eine Diamant-Liegestütze auszuführen, beginnen Sie in der klassischen Liegestützposition, aber statt Ihre Hände im Schulterbreit-Abstand zu positionieren, legen Sie Ihre Hände direkt unterhalb Ihrer Brust und formen Sie mit Daumen und Zeigefingern beider Hände einen Diamanten auf dem Boden. Halten Sie Ihre Finger und Hände fest zusammen und senken Sie Ihren Körper ab, bis Ihre Brust fast den Boden berührt. Drücken Sie sich dann explosiv vom Boden ab, um Ihre Arme vollständig zu strecken und wieder in die Ausgangsposition zurückzukehren.

Eine Diamant-Liegestütze kann schwieriger sein als eine klassische Liegestütze, da sie die Trizeps Muskulatur stärker beansprucht und die Hebelwirkung Ihrer Arme erhöht. Es ist wichtig, sicherzustellen, dass Sie über ausreichende Kraft und Stabilität in Ihren Armen, Schultern und Brust verfügen, bevor Sie diese Übung ausführen. Wenn Sie Anfänger sind, beginnen Sie mit einer kleinen Anzahl von Wiederholungen und erhöhen Sie allmählich die Anzahl der Wiederholungen, um Überbeanspruchung oder Verletzungen zu vermeiden.

23. Was ist eine weite Liegestütze?

Eine weite Liegestütze ist eine Variante der klassischen Liegestütze, bei der die Hände weiter auseinander positioniert werden als bei einer herkömmlichen Liegestütze. Diese Übung kann dazu beitragen, die Brustmuskulatur stärker zu beanspruchen und die Kraft und Ausdauer in den Schultern und Trizeps zu verbessern.

Um eine weite Liegestütze auszuführen, beginnen Sie in einer hohen Liegestützposition mit Ihren Händen auf dem Boden, jedoch sollten die Hände weiter als Schulterbreit-Abstand auseinander positioniert sein. Strecken Sie Ihre Beine aus, so dass Sie in einer geraden Linie vom Kopf bis zu den Fersen sind. Beugen Sie dann langsam Ihre Ellenbogen, um Ihren Körper abzusenken, bis Ihre Brust fast den Boden berührt. Atmen Sie ein, wenn Sie sich absenken.

Halten Sie Ihren Körper während der Bewegung gerade und achten Sie darauf, dass Ihr Rücken nicht durchhängt oder eine Hohlkreuzhaltung einnimmt. Drücken Sie sich dann explosiv vom Boden ab, um Ihre Arme zu strecken und zurück in die Ausgangsposition zu gelangen. Atmen Sie aus, wenn Sie sich nach oben drücken.

Weite Liegestütze können herausfordernder sein als klassische Liegestütze, da sie mehr Kraft und Stabilität in der Brustmuskulatur erfordern. Es ist wichtig, sicherzustellen, dass Sie über ausreichende Stärke und Stabilität in Ihren Armen, Schultern und Brust verfügen, bevor Sie diese Übung ausführen. Wenn

Sie Anfänger sind, beginnen Sie mit einer kleinen Anzahl von Wiederholungen und erhöhen Sie allmählich die Anzahl der Wiederholungen, um Überbeanspruchung oder Verletzungen zu vermeiden.

24. Was ist eine einarmige Liegestütze?

Eine einarmige Liegestütze, auch als einarmiger Push-up bekannt, ist eine anspruchsvolle Variation der klassischen Liegestütze, bei der Sie nur einen Arm verwenden, um Ihren Körper zu heben und abzusenken. Diese Übung erfordert eine hohe Körperkraft und Stabilität in den Schultern, Armen und im Kern und kann dabei helfen, die Muskeln in diesen Bereichen zu stärken und zu definieren.

Um eine einarmige Liegestütze auszuführen, beginnen Sie in einer hohen Liegestützposition mit Ihren Füßen in einer breiten Haltung, um Stabilität zu gewährleisten. Positionieren Sie Ihre Handfläche unterhalb Ihrer Schulter und legen Sie Ihren anderen Arm auf den Rücken. Senken Sie dann langsam Ihren Körper ab, indem Sie Ihren Ellenbogen beugen und Ihr Gewicht auf Ihren einen Arm übertragen. Atmen Sie ein, wenn Sie sich absenken.

Halten Sie Ihren Körper gerade und vermeiden Sie es, Ihren Rücken durchzuhängen oder Ihren Hintern in die Luft zu heben. Senken Sie sich so weit ab, bis Ihre Brust fast den Boden berührt, bevor Sie sich explosiv vom Boden abdrücken, um Ihren Arm zu strecken und zurück in die Ausgangsposition zu gelangen. Atmen Sie aus, wenn Sie sich nach oben drücken.

Einarmige Liegestütze können sehr anspruchsvoll sein und erfordern eine hohe Körperkraft und Stabilität. Wenn Sie Anfänger sind, beginnen Sie mit einer kleinen Anzahl von Wiederholungen und arbeiten Sie allmählich daran, mehr Wiederholungen auszuführen. Sie können auch Variationen mit unterstützenden Geräten wie einer erhöhten Plattform oder einem Widerstandsband verwenden, um Ihnen beim Ausführen dieser Übung zu helfen.

25. Was ist eine Plyometrische Liegestütze?

Eine plyometrische Liegestütze ist eine explosive Variante der klassischen Liegestütze, bei der Sie von der Liegestützposition in eine sprungartige Position springen. Diese Art von Liegestützen ist sehr intensiv und erfordert eine hohe körperliche Fitness und Stärke.

Um eine plyometrische Liegestütze auszuführen, beginnen Sie in der klassischen Liegestützposition, mit Ihren Händen auf dem Boden und Ihren Armen im Schulterbreit-Abstand. Senken Sie dann Ihren Körper ab, bis Ihre Brust fast den Boden berührt. Drücken Sie sich dann explosiv vom Boden ab, so dass Ihre Hände und Füße den Boden verlassen und Ihr Körper in der Luft schwebt. Landen Sie dann wieder in der Liegestützposition und wiederholen Sie die Übung.

Plyometrische Liegestütze sind eine anspruchsvolle Übung, die Ihre Kraft, Ausdauer, Schnellkraft und Explosivität verbessern kann. Wenn Sie diese Übung in Ihr Training aufnehmen möchten, sollten Sie sicherstellen, dass Sie über ausreichende Kraft und Stabilität in Ihren Armen, Schultern, Brust und Kern verfügen. Wenn Sie neu in plyometrischen Übungen sind, beginnen Sie mit langsamen, kontrollierten Bewegungen und erhöhen Sie allmählich die Geschwindigkeit und Intensität der Übung, um Verletzungen zu vermeiden.

26. Was ist eine modifizierte Liegestütze?

Eine modifizierte Liegestütze ist eine Variante der klassischen Liegestütze, die für Anfänger oder Menschen mit eingeschränkter körperlicher Fitness geeignet ist. Die modifizierte Liegestütze wird auch als "Knie-Liegestütze" bezeichnet.

Im Gegensatz zur klassischen Liegestütze, bei der der Körper in einer geraden Linie von den Füßen bis zum Kopf gehalten wird, knien Sie bei der modifizierten Liegestütze auf dem Boden und stützen Ihre Hände auf dem Boden ab. Die Hände sollten etwas breiter als schulterbreit positioniert sein. Von hier aus senken Sie Ihren Körper ab, indem Sie Ihre Arme beugen, bis Ihre Brust fast den Boden berührt. Anschließend drücken Sie Ihren Körper wieder nach oben, um in die Ausgangsposition zurückzukehren.

Die modifizierte Liegestütze ist eine großartige Übung, um die Stärke und Ausdauer der Brust-, Schulter- und Armmuskulatur zu verbessern und eignet sich für Personen, die Schwierigkeiten haben, eine vollständige Liegestütze auszuführen. Sobald Sie die modifizierte Liegestütze beherrschen, können Sie allmählich zur klassischen Liegestütze übergehen.

27. Was sind Planche Push Ups?

Planche Push Ups sind eine fortgeschrittene Calisthenics-Übung, die eine hohe Körperkraft, Stabilität und Körperbeherrschung erfordert. Bei dieser Übung wird der Körper in einer horizontalen Position gehalten, wobei die Hände auf dem Boden platziert sind und die Fingerspitzen nach vorne zeigen. Die Füße sind vom Boden abgehoben, und der Körper bildet eine Art "Plank" oder "Planke".

Während des Planche Push-Ups werden Liegestütz-Bewegungen ausgeführt, indem die Arme gebeugt und wieder gestreckt werden, um den Körper abzusenken und anzuheben. Der Schwierigkeitsgrad dieser Übung liegt in der Tatsache, dass der gesamte Körpergewicht auf den Händen und Armen balanciert wird, während die Beine und der Rumpf in der Luft schweben.

Es gibt verschiedene Schwierigkeitsstufen von Planche Push-Ups, je nachdem, wie hoch der Körper angehoben wird und wie stark der Körper in Richtung der Waagerechten geneigt wird. Einige der gängigen Varianten sind:

1. **Tuck Planche Push-Ups**: Hierbei werden die Beine gebeugt, sodass die Knie in Richtung Brust gezogen werden, um den Körper näher an den Händen zu bringen.
2. **Advanced Tuck Planche Push-Ups**: Die Beine sind weniger gebeugt als bei der Tuck-Variante, aber immer noch leicht angezogen.
3. **Straddle Planche Push-Ups**: Die Beine sind zur Seite geöffnet, ähnlich wie bei einem Spagat, was die Stabilität erhöht.
4. **Full Planche Push-Ups**: Dies ist die fortgeschrittenste Variante, bei der der Körper komplett gestreckt und parallel zum Boden gehalten wird.

Planche Push-Ups erfordern nicht nur starke Schultern, Arme und Rumpfmuskulatur, sondern auch eine ausgezeichnete Körperbeherrschung, um die Balance zu halten. Diese Übung erfordert viel Training und Geduld, um sie zu meistern. Anfänger sollten mit einfacheren Übungen und Variationen beginnen, um die notwendige Stärke und Technik aufzubauen, bevor sie zu den fortgeschritteneren Varianten übergehen. Es ist ratsam, unter Anleitung eines erfahrenen Trainers zu arbeiten, um Verletzungen zu vermeiden und die Übung korrekt auszuführen.

28. Was ist Calisthenic Training?

Calisthenics ist eine Form des körperlichen Trainings, bei der das eigene Körpergewicht verwendet wird, um Kraft, Ausdauer, Beweglichkeit und Körperbeherrschung zu entwickeln. Es handelt sich um eine Art des Trainings, bei der keine externen Gewichte oder Geräte erforderlich sind – lediglich der eigene Körper und gelegentlich einfache Ausrüstung wie Stangen, Balken oder Ringe werden verwendet.

Die Grundidee hinter Calisthenics ist es, funktionale Fitness und athletische Fähigkeiten aufzubauen, indem man Bewegungen ausführt, die auf natürliche Weise durch den menschlichen Körper möglich sind. Calisthenics-Übungen reichen von einfachen Bewegungen wie Liegestützen und Kniebeugen bis hin zu komplexen und fortgeschrittenen Übungen wie Muscle-Ups, Handstand Liegestützen, Human Flags (Menschenflaggen) und mehr.

Einige der Hauptziele von Calisthenics sind:

1. **Körperkraft:** Durch das Training mit dem eigenen Körpergewicht werden verschiedene Muskeln im Körper gestärkt, wodurch eine insgesamt ausgewogene Kraftentwicklung erreicht wird.
2. **Beweglichkeit:** Calisthenics-Übungen erfordern oft eine gute Beweglichkeit und Flexibilität, was dazu beiträgt, die Gelenkbeweglichkeit zu verbessern.
3. **Körperbeherrschung:** Fortgeschrittene Calisthenics-Übungen erfordern eine hohe Körperbeherrschung und -kontrolle, da Bewegungen präzise und koordiniert ausgeführt werden müssen.
4. **Körperzusammensetzung:** Calisthenics kann dazu beitragen, Körperfett zu reduzieren und schlanke Muskelmasse aufzubauen.
5. **Athletische Fähigkeiten:** Calisthenics fördert athletische Fähigkeiten wie Gleichgewicht, Stabilität und koordinierte Bewegungen.

6. **Kreativität:** Da es viele Variationen von Calisthenics-Übungen gibt, können Sportler ihre Workouts an ihre Vorlieben und Ziele anpassen und kreative Wege finden, ihren Körper zu trainieren.

Calisthenics hat in den letzten Jahren an Popularität gewonnen, da es eine effektive Möglichkeit bietet, ohne teure Ausrüstung zu trainieren und gleichzeitig funktionelle Fitness zu entwickeln. Es ist jedoch wichtig, die korrekte Form und Technik zu wahren, um Verletzungen zu vermeiden. Anfänger könnten von der Anleitung eines erfahrenen Trainers profitieren, um die Grundlagen richtig zu erlernen.

29. Wie sieht das ideale Liegestütz-Training aus?

Das ideale Liegestütz-Training hängt von verschiedenen Faktoren ab, wie z.B. dem Fitnesslevel, den Trainingszielen und der persönlichen Präferenz. Allerdings gibt es einige grundlegende Prinzipien, die für ein effektives Liegestütz-Training gelten:

1. **Warm-up:** Eine angemessene Aufwärmphase vor dem Liegestütz-Training ist wichtig, um Verletzungen zu vermeiden. Einige dynamische Übungen wie Jumping Jacks, Lunges oder Armkreise können helfen, die Muskeln aufzuwärmen.
2. **Grundlagen lernen:** Es ist wichtig, die richtige Form und Technik für Liegestütze zu erlernen, um Verletzungen zu vermeiden und maximale Ergebnisse zu erzielen. Es ist empfehlenswert, von einfachen Varianten wie der klassischen Liegestütze zu beginnen und die Form allmählich zu verbessern.
3. **Progression:** Um Fortschritte zu erzielen, sollte das Training allmählich intensiviert werden. Das bedeutet, dass man mit einer angemessenen Anzahl von Liegestützen beginnt und dann allmählich die Wiederholungen, Sätze oder Schwierigkeitsgrade erhöht.
4. **Variation:** Die Variation der Liegestütze ist wichtig, um verschiedene Muskelgruppen zu trainieren und Langeweile zu vermeiden. Verschiedene Varianten wie die Diamant-Liegestütze oder die Plyometrische Liegestütze können in das Training einbezogen werden.
5. **Regeneration:** Pausen und Erholungsphasen sind wichtig, um den Körper zu regenerieren und Verletzungen zu vermeiden. Ein Tag zwischen den Trainingseinheiten ist empfehlenswert.

6. **Integration:** Liegestütze sollten nicht die einzige Übung im Training sein. Es ist wichtig, eine Vielzahl von Übungen und Bewegungen in das Training zu integrieren, um eine ausgewogene körperliche Entwicklung zu gewährleisten.

Es ist wichtig zu beachten, dass das ideale Liegestütz-Training individuell angepasst werden sollte und dass es wichtig ist, auf den eigenen Körper zu hören und sich nicht zu überanstrengen.

30. Wie viele Liegestützen sollten trainierte Frauen täglich machen?

Die Anzahl der Liegestütze, die trainierte Frauen täglich machen sollten, hängt von ihren individuellen Zielen und ihrer körperlichen Verfassung ab. Wenn Sie bereits in guter körperlicher Verfassung sind und regelmäßig trainieren, können Sie wahrscheinlich mehr Liegestütze durchführen als Anfänger.

Eine Möglichkeit, die Anzahl der Liegestütze zu steigern, besteht darin, Sätze von Liegestützen zu machen und zwischen den Sätzen kurze Pausen einzulegen. Wenn Sie beispielsweise in der Lage sind, 20 Liegestütze in einem Satz auszuführen, könnten Sie 3-4 Sätze von 15-20 Liegestützen mit einer Pause von 30-60 Sekunden zwischen den Sätzen machen.

Einige Frauen trainieren auch für bestimmte Ziele wie die Teilnahme an einem Fitnesswettbewerb oder die Steigerung der Muskelmasse. In diesem Fall sollten sie möglicherweise spezifischere Übungen durchführen und die Anzahl der Liegestütze erhöhen, um ihre Ziele zu erreichen.

Es ist jedoch wichtig, darauf zu achten, dass Sie nicht übertrainieren und Ihrem Körper ausreichend Erholungszeit geben. Wenn Sie Schmerzen oder Beschwerden haben, sollten Sie eine Pause einlegen oder einen Fachmann konsultieren, um sicherzustellen, dass Sie die Übungen korrekt ausführen.

31. Wie viele Liegestützen sollten trainierte Männer täglich machen?

Die Anzahl der Liegestütze, die trainierte Männer täglich machen sollten, hängt von ihrem Fitnesslevel, ihren Zielen und ihrer körperlichen Verfassung ab.

Wenn Sie regelmäßig trainieren und bereits in guter körperlicher Verfassung sind, könnten Sie 3 bis 4 Sätze von 15 bis 25 Liegestützen mit einer Pause von 30 bis 60 Sekunden zwischen den Sätzen durchführen. Sie könnten auch versuchen, unterschiedliche Varianten von Liegestützen, wie zum Beispiel Diamant-Liegestütze oder einarmige Liegestütze, auszuprobieren, um Ihre Muskeln auf verschiedene Arten zu trainieren.

Wenn Ihr Ziel darin besteht, Ihre Muskelkraft und -masse zu erhöhen, könnte eine höhere Anzahl von Liegestützen erforderlich sein. In diesem Fall könnten Sie 4 bis 5 Sätze von 20 bis30 Liegestützen mit einer kurzen Pause zwischen den Sätzen durchführen.

Es ist jedoch wichtig, darauf zu achten, dass Sie nicht übertrainieren und Ihrem Körper ausreichend Erholungszeit geben. Wenn Sie Schmerzen oder Beschwerden haben, sollten Sie eine Pause einlegen oder einen Fachmann konsultieren, um sicherzustellen, dass Sie die Übungen korrekt ausführen.

Es ist auch wichtig zu betonen, dass Liegestütze nicht die einzige Übung sein sollten, die Sie in Ihr Training aufnehmen. Eine ausgewogene Trainingsroutine sollte auch Cardio-Übungen, Gewichtheben und Stretching umfassen. Es ist am besten, einen qualifizierten Trainer oder Sportmediziner zu konsultieren, um ein individuelles Trainingsprogramm zu erstellen, das auf Ihre spezifischen Ziele und Bedürfnisse abgestimmt ist.

32. Wie sieht ein optimaler Liegestütz-Trainingstag aus?

Ein optimaler Tag für das Liegestütz-Training kann wie folgt aussehen:

1. **Aufwärmen:** Beginne mit einem leichten Cardio-Training wie Joggen oder Radfahren, um den Körper aufzuwärmen und die Durchblutung zu fördern.
2. **Dehnen:** Dehne die Muskeln, die du beim Liegestütz-Training beanspruchen wirst, um Verletzungen zu vermeiden und die Flexibilität zu verbessern.
3. **Liegestütz-Training:** Führe eine angemessene Anzahl an Liegestützen durch, abhängig von deinem Trainingsziel und deinem Fitness-Level. Variiere die Art der Liegestütze und berücksichtige dabei auch modifizierte Liegestütze, um den gesamten Oberkörper zu trainieren.
4. **Ergänzende Übungen:** Füge ergänzende Übungen hinzu, um weitere Muskelgruppen zu trainieren. Dazu können Klimmzüge, Dips, Planks oder Crunches gehören.
5. **Cool-Down:** Beende das Training mit einem leichten Cardio-Training oder Stretching, um den Körper zu beruhigen und die Muskeln zu entspannen.

Zusätzlich zum Training ist es wichtig, eine ausgewogene Ernährung zu sich zu nehmen und ausreichend zu schlafen, um die Regeneration des Körpers zu fördern. Trinke außerdem ausreichend Wasser, um deinen Körper hydratisiert zu halten.

33. Wieviel Liegestütze können trainierte Menschen machen

Trainierte Menschen können in der Regel eine beträchtliche Anzahl von Liegestützen durchführen, da sie über eine hohe Muskelkraft und Ausdauer verfügen. Es ist jedoch schwierig, eine bestimmte Anzahl von Liegestützen zu nennen, da dies von verschiedenen Faktoren abhängt, wie z.B. Alter, Geschlecht, Körpergewicht, Trainingszustand und individuellen Fähigkeiten.

Einige Menschen sind in der Lage, Hunderte von Liegestützen hintereinander auszuführen, während andere mit wenigen Wiederholungen kämpfen können. Für einen durchschnittlich trainierten Erwachsenen kann jedoch eine Wiederholungszahl zwischen 20 und 30 als angemessen angesehen werden. Es ist wichtig zu beachten, dass die Anzahl der Liegestütze keine direkte Korrelation zur Muskelkraft oder Fitness hat und nicht als einziger Indikator für die körperliche Leistungsfähigkeit betrachtet werden sollte. Es ist auch wichtig, regelmäßig die Technik und Intensität der Liegestütze zu variieren, um Fortschritte zu erzielen und Verletzungen zu vermeiden.

34. Sind Liegestütze für Kinder geeignet?

Liegestütze können für Kinder geeignet sein, solange sie in angemessener Weise durchgeführt werden und das Kind über die körperliche Kraft verfügt, um die Übung sicher auszuführen. Es ist jedoch wichtig, dass Kinder ihre körperliche Fitness und ihre Fähigkeit, Liegestütze auszuführen, individuell beurteilen und sich von einem qualifizierten Trainer oder Arzt beraten lassen.

Kinder sollten auch daran erinnert werden, dass Liegestütze nur eine von vielen Übungen sind und dass eine Vielzahl von Aktivitäten und Bewegungen in ihre körperliche Aktivität integriert werden sollten, um eine ausgewogene körperliche Entwicklung zu gewährleisten. Kinder sollten auch darauf hingewiesen werden, dass sie ihre Grenzen respektieren sollten und dass eine angemessene Aufwärmphase vor jeder Übung, einschließlich Liegestützen, wichtig ist, um Verletzungen zu vermeiden.

Es ist auch wichtig zu beachten, dass Kinder im Wachstum und in der Entwicklung sind und dass die Überbeanspruchung bestimmter Muskeln und Gelenke durch übermäßige Belastung oder Überbeanspruchung zu Verletzungen führen kann. Daher sollten Kinder nicht übermäßig belastet werden und es sollte darauf geachtet werden, dass sie keine unangemessenen Übungen ausführen.

35. Sind Liegestütze für ältere Menschen geeignet?

Liegestütze können für ältere Menschen geeignet sein, wenn sie in angemessener Weise durchgeführt werden und das Individuum über die körperliche Kraft und Fähigkeit verfügt, die Übung sicher auszuführen. Es ist jedoch wichtig, dass ältere Menschen ihre körperliche Fitness und ihre Fähigkeit, Liegestütze auszuführen, individuell beurteilen und sich gegebenenfalls von einem qualifizierten Trainer oder Arzt beraten lassen.

Es ist auch wichtig, dass ältere Menschen ihre Grenzen respektieren und ihre Trainingsintensität und -dauer schrittweise erhöhen, um Verletzungen zu vermeiden. Eine angemessene Aufwärmphase vor jeder Übung, einschließlich Liegestützen, ist ebenfalls wichtig, um Verletzungen zu vermeiden.

Es ist auch wichtig zu beachten, dass ältere Menschen aufgrund von altersbedingten Veränderungen im Körper anfälliger für Verletzungen und Überbeanspruchung sind. Daher sollten sie sicherstellen, dass sie ausreichend Zeit für Erholung und Regeneration zwischen den Trainingseinheiten einplanen und dass sie bei Schmerzen oder Beschwerden während der Übung sofort aufhören und sich ausreichend Zeit für die Erholung geben.

Es gibt auch andere Übungen und Trainingsmethoden, die für ältere Menschen geeignet sein können, und es ist wichtig, dass ältere Menschen eine Vielzahl von Aktivitäten und Bewegungen in ihre körperliche Aktivität integrieren, um eine ausgewogene körperliche Entwicklung zu gewährleisten.

36. Wie sieht das ideale Liegestütze Training für 20 Jahre alte Menschen aus?

Das ideale Liegestütz-Training für 20jährige kann je nach Fitnesslevel und Trainingszielen variieren. Grundsätzlich können jedoch die folgenden Schritte als Ausgangspunkt dienen:

1. **Warm-up:** Beginnen Sie mit einer kurzen Aufwärmphase von 5 bis 10 Minuten, um Ihre Muskeln aufzuwärmen. Dies kann durch leichte Cardio-Übungen wie Joggen oder Radfahren erreicht werden.
2. **Technik und Form erlernen:** Wenn Sie neu im Liegestütz-Training sind, sollten Sie zuerst die richtige Form und Technik erlernen, um Verletzungen zu vermeiden. Starten Sie mit einfachen Liegestütze-Varianten wie der klassischen Liegestütze und verbessern Sie allmählich Ihre Form.
3. **Progression:** Beginnen Sie mit einer Anzahl von Liegestützen, die Sie leicht bewältigen können, z.B. 10 Wiederholungen in 3 Sätzen. Erhöhen Sie allmählich die Anzahl der Wiederholungen oder Sätze oder erhöhen Sie die Schwierigkeit, indem Sie zu fortgeschritteneren Varianten übergehen, wie z.B. der Diamant-Liegestütze oder der einarmigen Liegestütze.
4. **Variation:** Variieren Sie Ihre Liegestütze, um verschiedene Muskelgruppen zu trainieren und Langeweile zu vermeiden. Probieren Sie Varianten wie die Plyometrische Liegestütze oder die weite Liegestütze aus.
5. **Regeneration:** Geben Sie Ihrem Körper ausreichend Zeit zur Erholung, um Überlastung und Verletzungen zu vermeiden. Legen Sie zwischen den Trainingseinheiten mindestens einen Tag Pause ein.

6. **Integration:** Integrieren Sie Liegestütze in ein umfassenderes Trainingsprogramm, das auch andere Übungen und Bewegungen umfasst, um eine ausgewogene körperliche Entwicklung zu gewährleisten.

Wichtig ist, dass Sie auf Ihren eigenen Körper hören und das Training an Ihre Bedürfnisse anpassen. Wenn Sie Schmerzen oder Beschwerden haben, sollten Sie das Training unterbrechen und gegebenenfalls einen Arzt konsultieren.

37. Wie sieht das ideale Liegestütz-Training für 40jährige Menschen aus?

Das ideale Liegestütz-Training für 40jährige Menschen sollte je nach Fitnesslevel und körperlichen Voraussetzungen individuell angepasst werden. Grundsätzlich kann das Training jedoch wie folgt aussehen:

1. **Aufwärmphase:** Beginnen Sie mit einer Aufwärmphase von 5 bis 10 Minuten, um Ihre Muskeln aufzuwärmen und Verletzungen zu vermeiden. Dies kann durch leichte Cardio-Übungen wie Joggen oder Radfahren erreicht werden.
2. **Technik und Form:** Wenn Sie neu im Liegestütz-Training sind, sollten Sie zuerst die richtige Form und Technik erlernen, um Verletzungen zu vermeiden. Beginnen Sie mit einfachen Liegestütze-Varianten wie der klassischen Liegestütze und verbessern Sie allmählich Ihre Form.

3. **Progression:** Starten Sie mit einer Anzahl von Liegestützen, die Sie leicht bewältigen können, z.B. 8-10 Wiederholungen in 2 bis 3 Sätzen. Erhöhen Sie allmählich die Anzahl der Wiederholungen oder Sätze oder erhöhen Sie die Schwierigkeit, indem Sie zu fortgeschritteneren Varianten übergehen, wie z.B. der Diamant-Liegestütze oder der einarmigen Liegestütze.
4. **Variation:** Variieren Sie Ihre Liegestütze, um verschiedene Muskelgruppen zu trainieren und Langeweile zu vermeiden. Probieren Sie Varianten wie die Plyometrische Liegestütze oder die weite Liegestütze aus.
5. **Regeneration:** Geben Sie Ihrem Körper ausreichend Zeit zur Erholung, um Überlastung und Verletzungen zu vermeiden. Legen Sie zwischen den Trainingseinheiten mindestens einen Tag Pause ein.
6. **Ganzkörpertraining:** Kombinieren Sie Liegestütze mit anderen Übungen und Bewegungen, um eine ausgewogene körperliche Entwicklung zu gewährleisten. Integrieren Sie beispielsweise Kniebeugen, Ausfallschritte und Crunches in Ihr Trainingsprogramm.
7. **Flexibilität:** Stellen Sie sicher, dass Sie auch Flexibilitätsübungen in Ihr Trainingsprogramm integrieren, um Verletzungen vorzubeugen und Ihre Beweglichkeit zu verbessern.

Es ist wichtig zu beachten, dass die körperlichen Fähigkeiten und das Fitnesslevel von 40jährigen Menschen unterschiedlich sein können. Konsultieren Sie daher einen Arzt oder einen qualifizierten Trainer, um das ideale Liegestütz-Training für Ihre Bedürfnisse und körperlichen Voraussetzungen zu planen.

38. Wie sieht das ideale Liegestütz-Training für 60jährige Menschen aus?

Das ideale Liegestütz-Training für 60jährige sollte je nach Fitnesslevel und körperlichen Voraussetzungen individuell angepasst werden. Grundsätzlich kann das Training jedoch wie folgt aussehen:

1. **Aufwärmphase:** Beginnen Sie mit einer Aufwärmphase von 5 bis 10 Minuten, um Ihre Muskeln aufzuwärmen und Verletzungen zu vermeiden. Dies kann durch leichte Cardio-Übungen wie Gehen oder leichten Joggen erreicht werden.
2. **Technik und Form:** Wenn Sie neu im Liegestütz-Training sind, sollten Sie zuerst die richtige Form und Technik erlernen, um Verletzungen zu vermeiden. Beginnen Sie mit einfachen Liegestütze-Varianten wie der klassischen Liegestütze und verbessern Sie allmählich Ihre Form.
3. **Progression:** Starten Sie mit einer Anzahl von Liegestützen, die Sie leicht bewältigen können, z.B. 5-8 Wiederholungen in 2-3 Sätzen. Erhöhen Sie allmählich die Anzahl der Wiederholungen oder Sätze oder erhöhen Sie die Schwierigkeit, indem Sie zu fortgeschritteneren Varianten übergehen, wie z.B. der weiten Liegestütze oder der modifizierten Liegestütze.
4. **Variation:** Variieren Sie Ihre Liegestütze, um verschiedene Muskelgruppen zu trainieren und Langeweile zu vermeiden. Probieren Sie Varianten wie die Plyometrische Liegestütze oder die Diamant-Liegestütze aus.

5. **Regeneration:** Geben Sie Ihrem Körper ausreichend Zeit zur Erholung, um Überlastung und Verletzungen zu vermeiden. Legen Sie zwischen den Trainingseinheiten mindestens einen Tag Pause ein.
6. **Ganzkörpertraining:** Kombinieren Sie Liegestütze mit anderen Übungen und Bewegungen, um eine ausgewogene körperliche Entwicklung zu gewährleisten. Integrieren Sie beispielsweise Kniebeugen, Ausfallschritte und Crunches in Ihr Trainingsprogramm.
7. **Flexibilität:** Stellen Sie sicher, dass Sie auch Flexibilitätsübungen in Ihr Trainingsprogramm integrieren, um Verletzungen vorzubeugen und Ihre Beweglichkeit zu verbessern.

Es ist wichtig zu beachten, dass die körperlichen Fähigkeiten und das Fitnesslevel von 60jährigen Menschen unterschiedlich sein können. Konsultieren Sie daher einen Arzt oder einen qualifizierten Trainer, um das ideale Liegestütz-Training für Ihre Bedürfnisse und körperlichen Voraussetzungen zu planen.

39. Wie sieht das ideale Liegestütz-Training für 80jährige Menschen aus?

Das ideale Liegestütz-Training für 80jährige Menschen sollte je nach Fitnesslevel und körperlichen Voraussetzungen individuell angepasst werden. Hier sind einige Tipps für ein altersgerechtes Liegestütz-Training:

1. **Aufwärmen:** Beginnen Sie mit einer Aufwärmphase von 5 bis 10 Minuten, um Ihre Muskeln aufzuwärmen und Verletzungen zu vermeiden. Dies kann durch leichte Cardio-Übungen wie Gehen oder leichten Joggen erreicht werden.
2. **Technik und Form:** Wenn Sie neu im Liegestütz-Training sind, sollten Sie zuerst die richtige Form und Technik erlernen, um Verletzungen zu vermeiden. Beginnen Sie mit einfachen Liegestütze-Varianten wie der modifizierten Liegestütze und verbessern Sie allmählich Ihre Form.
3. **Progression:** Starten Sie mit einer Anzahl von Liegestützen, die Sie leicht bewältigen können, z.B. 1 bis 3 Wiederholungen in 1 bis 2 Sätzen. Erhöhen Sie allmählich die Anzahl der Wiederholungen oder Sätze oder erhöhen Sie die Schwierigkeit, indem Sie zu fortgeschritteneren Varianten übergehen, wie z.B. der modifizierten Liegestütze.
4. **Variation:** Variieren Sie Ihre Liegestütze, um verschiedene Muskelgruppen zu trainieren und Langeweile zu vermeiden. Probieren Sie Varianten wie die Wand-Liegestütze oder die Tisch-Liegestütze aus.
5. **Regeneration:** Geben Sie Ihrem Körper ausreichend Zeit zur Erholung, um Überlastung und Verletzungen zu vermeiden. Legen Sie zwischen den Trainingseinheiten mindestens einen Tag Pause ein.

6. **Ganzkörpertraining:** Kombinieren Sie Liegestütze mit anderen Übungen und Bewegungen, um eine ausgewogene körperliche Entwicklung zu gewährleisten. Integrieren Sie beispielsweise Gleichgewichtsübungen, leichte Yoga-Übungen oder Armkreisen in Ihr Trainingsprogramm.
7. **Flexibilität:** Stellen Sie sicher, dass Sie auch Flexibilitätsübungen in Ihr Trainingsprogramm integrieren, um Verletzungen vorzubeugen und Ihre Beweglichkeit zu verbessern. Dehnübungen und leichte Yoga-Übungen können hierbei helfen.

Es ist wichtig zu beachten, dass die körperlichen Fähigkeiten und das Fitnesslevel von 80-jährigen Menschen unterschiedlich sein können. Konsultieren Sie daher einen Arzt oder einen qualifizierten Trainer, um das ideale Liegestütz-Training für Ihre Bedürfnisse und körperlichen Voraussetzungen zu planen.

40. Wie sieht das ideale Liegestütz-Training für 100jährige Menschen aus?

Es gibt keine einheitliche Antwort darauf, wie das ideale Liegestütz-Training für 100jährige Menschen aussehen sollte, da dies stark von der individuellen körperlichen Fitness und Gesundheit abhängt. Im Allgemeinen ist es jedoch wichtig, dass ältere Menschen vor Beginn eines Trainingsprogramms einen Arzt konsultieren, um sicherzustellen, dass sie körperlich in der Lage sind, an einem solchen Programm teilzunehmen.

Wenn ein 100jähriger Mensch in der Lage ist, Liegestütze durchzuführen, sollte das Training sehr langsam und kontrolliert durchgeführt werden, um Verletzungen zu vermeiden. Es ist auch ratsam, die Anzahl der Wiederholungen und die Intensität allmählich zu steigern, um Überlastung zu vermeiden.

Alternativ können ältere Menschen auch modifizierte Liegestütze oder andere Körpergewichtsübungen durchführen, die für ihr Fitnesslevel geeignet sind. Es ist wichtig, auf die Bedürfnisse des individuellen Körpers zu hören und bei Bedarf Anpassungen vorzunehmen, um Verletzungen und Überlastung zu vermeiden. Ein qualifizierter Trainer oder Physiotherapeut kann bei der Entwicklung eines geeigneten Trainingsplans für ältere Menschen helfen

41. Ist Liegestütz-Training bei Bluthochdruck geeignet?

Ein Liegestütz Training kann für Menschen mit Bluthochdruck geeignet sein, solange es sorgfältig geplant und angepasst wird, um die Gesundheit und Sicherheit der Person zu gewährleisten. Es ist jedoch wichtig zu betonen, dass jede Person mit Bluthochdruck eine individuelle medizinische Beratung benötigt, um zu bestimmen, ob körperliche Aktivität wie Liegestütze für sie sicher ist. Hier sind einige wichtige Überlegungen:

1. **Ärztliche Konsultation:** Bevor jemand mit Bluthochdruck ein Liegestütz Training beginnt, sollte er unbedingt einen Arzt konsultieren. Der Arzt kann den Gesundheitszustand der Person bewerten und feststellen, ob körperliche Aktivität geeignet ist.
2. **Gesundheitszustand:** Die Schwere des Bluthochdrucks und eventuelle Begleiterkrankungen spielen eine entscheidende Rolle bei der Festlegung der Eignung für ein Liegestütz Training. Personen mit schwerem oder unkontrolliertem Bluthochdruck könnten eingeschränkte Trainingsmöglichkeiten haben.
3. **Individuelle Anpassung:** Ein qualifizierter Trainer oder Physiotherapeut kann ein angepasstes Trainingsprogramm erstellen, das den Gesundheitszustand und die Fähigkeiten der Person berücksichtigt. Dies kann das Tempo, die Intensität und die Art der Übungen umfassen.
4. **Moderation:** Menschen mit Bluthochdruck sollten das Training moderat gestalten, um abrupte Anstiege des Blutdrucks zu vermeiden. Die Intensität und Anzahl der Wiederholungen sollten entsprechend angepasst werden.
5. **Kontrollierte Atmung:** Kontrollierte Atmung während des Trainings ist wichtig, um den Blutdruck zu stabilisieren. Vermeide das Halten des Atems.

6. **Überwachung:** Während des Trainings sollte die Person auf Anzeichen von Unwohlsein, Schwindel oder unregelmäßigem Puls achten. Bei auftretenden Symptomen sollte das Training sofort abgebrochen werden.
7. **Medikamenteneinnahme:** Personen, die Medikamente gegen Bluthochdruck einnehmen, sollten sicherstellen, dass ihre Medikamente korrekt eingenommen werden und mit ihrem Arzt besprechen, wie sich körperliche Aktivität darauf auswirken könnte.
8. **Regelmäßige Kontrollen:** Personen mit Bluthochdruck sollten regelmäßige Arztbesuche planen, um den Blutdruck zu überwachen und sicherzustellen, dass die körperliche Aktivität keinen negativen Einfluss hat.

Insgesamt kann ein angepasstes Liegestütz Training eine Möglichkeit sein, die körperliche Gesundheit zu fördern. Dennoch sollte es immer unter ärztlicher Aufsicht und Anleitung erfolgen, um die individuelle Sicherheit zu gewährleisten.

42. Wie sieht ein effektives Training bei Bluthochdruck aus?

Menschen mit Bluthochdruck (Hypertonie) sollten bei ihrem Trainingsprogramm besonders vorsichtig sein, um sicherzustellen, dass sie ihre Gesundheit nicht gefährden. Ein effektives Liegestütz Training für Personen mit Bluthochdruck sollte in Absprache mit einem Arzt oder einem qualifizierten Trainer entwickelt werden. Hier sind einige allgemeine Tipps:

1. **Ärztliche Konsultation:** Bevor du mit einem Liegestütz Training beginnst, solltest du unbedingt deinen Arzt konsultieren, um sicherzustellen, dass körperliche Aktivität für dich sicher ist.
2. **Aufwärmen:** Beginne jede Trainingseinheit mit einem angemessenen Aufwärmen, um die Durchblutung zu fördern und die Muskeln auf die Aktivität vorzubereiten.
3. **Moderation:** Halte das Training moderat und vermeide übermäßige Anstrengung. Es ist wichtig, den Blutdruck im sicheren Bereich zu halten und zu verhindern, dass er stark ansteigt.
4. **Kontrollierte Atmung:** Achte während des Trainings auf kontrollierte Atmung. Vermeide das Halten des Atems, da dies den Blutdruck erhöhen kann.
5. **Langsames Tempo:** Führe die Liegestütze in einem langsamen Tempo aus, um abrupte Anstiege des Blutdrucks zu vermeiden. Konzentriere dich auf eine gleichmäßige Bewegung.
6. **Geringe Wiederholungszahlen:** Beginne mit einer niedrigen Anzahl von Wiederholungen und Pausen zwischen den Sätzen, um den Körper nicht zu überfordern.
7. **Pausen:** Nimm ausreichend Pausen zwischen den Sätzen, um sicherzustellen, dass dein Blutdruck sich normalisiert.
8. **Form und Technik:** Achte besonders auf die richtige Form und Technik, um Verletzungen zu vermeiden und den Druck auf den Körper zu minimieren.

9. **Regelmäßigkeit:** Trainiere regelmäßig, aber achte darauf, dass du deinen Körper nicht überlastest. Konsistenz ist wichtiger als Intensität.
10. **Überwachung:** Achte auf Anzeichen von Unwohlsein oder übermäßiger Belastung. Wenn du Schwindel, Übelkeit oder ungewöhnliche Symptome bemerkst, brich das Training ab und konsultiere sofort einen Arzt.

Es ist wichtig zu verstehen, dass individuelle Bedürfnisse und Faktoren variieren können. Ein angepasstes Training für Bluthochdruck erfordert eine individuelle Herangehensweise. Ein qualifizierter Trainer oder Physiotherapeut kann bei der Entwicklung eines sicheren und effektiven Trainingsplans helfen, der deinem Gesundheitszustand gerecht wird.

43. Welche Körperübungen ergänzen ein Liegestütz-Training?

Es gibt viele Körperübungen, die ein Liegestütz-Training ergänzen können und dabei helfen, die Gesamtfitness und Muskelkraft zu verbessern. Hier sind einige Beispiele:

1. **Kniebeugen:** Kniebeugen sind eine großartige Übung, um die Beinmuskulatur zu stärken und die Gesamtkraft zu erhöhen.
2. **Klimmzüge:** Klimmzüge sind eine hervorragende Übung, um die Rücken- und Arm-Muskulatur zu stärken und das Körpergewicht zu bewältigen.
3. **Planken:** Planken sind eine großartige Übung, um die Bauch- und Rumpfmuskulatur zu stärken und die Stabilität zu erhöhen.
4. **Lunges:** Lunges sind eine großartige Übung, um die Beinmuskulatur und die Stabilität zu erhöhen.

5. **Burpees:** Burpees sind eine intensive Ganzkörperübung, die Kraft, Ausdauer und Koordination trainiert.
6. **Dips:** Dips sind eine hervorragende Übung, um die Trizeps Muskulatur und die Schultern zu stärken.
7. **Crunches:** Crunches sind eine großartige Übung, um die Bauchmuskulatur zu stärken und eine bessere Körperhaltung zu erreichen.

Es ist wichtig, eine Vielfalt an Übungen zu verwenden, um den Körper ganzheitlich zu trainieren und einseitige Belastungen zu vermeiden. Es ist auch wichtig, auf eine korrekte Ausführung und angemessene Intensität zu achten, um Verletzungen zu vermeiden.

44. Können Nahrungsergänzungsmittel hilfreich sein?

Nahrungsergänzungsmittel können in einigen Fällen dazu beitragen, dein Liegestütz Training zu unterstützen, indem sie die allgemeine Gesundheit, Energie, Regeneration und Muskelentwicklung fördern. Es ist jedoch wichtig zu beachten, dass Nahrungsergänzungsmittel nicht notwendig sind, um Fortschritte im Liegestütz Training zu erzielen. Eine ausgewogene Ernährung und angemessene Trainingsroutine sind die grundlegenden Faktoren für Erfolg.

Bevor du Nahrungsergänzungsmittel in Erwägung ziehst, solltest du folgende Punkte beachten:

1. **Konsultation eines Arztes oder Ernährungsfachmanns:** Bevor du Nahrungsergänzungsmittel einnimmst, solltest du mit einem medizinischen Fachmann sprechen. Sie können feststellen, ob du spezifische Nährstoffe benötigst und ob Nahrungsergänzungsmittel für dich geeignet sind.
2. **Grundlage: Erstelle eine solide Ernährungsgrundlage:** Nahrungsergänzungsmittel sollten niemals eine ausgewogene Ernährung ersetzen. Stelle sicher, dass deine Ernährung reich an Proteinen, gesunden Kohlenhydraten, guten Fetten, Vitaminen und Mineralstoffen ist.
3. **Ziel und Bedürfnisse:** Identifiziere, welche spezifischen Bedürfnisse du hast. Zum Beispiel könnten Proteinpulver zur Unterstützung des Muskelaufbaus nützlich sein oder Omega-3-Fettsäuren könnten die allgemeine Gesundheit und Entzündungsreaktionen verbessern.
4. **Art der Ergänzung:** Untersuche verschiedene Nahrungsergänzungsmittel und wähle diejenigen, die wissenschaftlich nachgewiesene Vorteile bieten. Gängige Ergänzungen könnten Protein, Kreatin, Omega-3-Fettsäuren, Vitamin D, Magnesium und Zink sein.
5. **Dosierung:** Beachte die empfohlene Dosierung der Nahrungsergänzungsmittel. Mehr ist nicht immer besser und übermäßige Einnahme kann schädlich sein.
6. **Qualität:** Wähle hochwertige, geprüfte Nahrungsergänzungsmittel von vertrauenswürdigen Herstellern. Qualitätskontrollen sind wichtig, um die Sicherheit und Wirksamkeit sicherzustellen.
7. **Kombination mit Training:** Denke daran, dass Nahrungsergänzungsmittel niemals Training und harte Arbeit ersetzen können. Sie sollten als Ergänzung zu einer angemessenen Trainingsroutine und gesunden Ernährung betrachtet werden.

8. **Individuelle Reaktion:** Jeder Mensch reagiert unterschiedlich auf Nahrungsergänzungsmittel. Einige könnten davon profitieren, während andere möglicherweise keinen signifikanten Nutzen sehen.
9. **Natürliche Quellen bevorzugen:** Wo immer möglich, versuche, die Nährstoffe aus natürlichen Lebensmitteln zu beziehen. Nahrungsergänzungsmittel sollten eine Ergänzung sein, keine Hauptquelle.

Insgesamt können Nahrungsergänzungsmittel eine Rolle in deinem Liegestütz Training spielen, wenn sie sorgfältig ausgewählt und in Absprache mit medizinischen Fachleuten verwendet werden. Denke jedoch daran, dass eine ausgewogene Ernährung, ausreichende Hydration und angemessene Ruhezeiten die Eckpfeiler eines erfolgreichen Trainingsplans bleiben sollten.

45. Wer hilft mir bei der Verbesserung meines Trainings?

Es gibt mehrere Personen und Ressourcen, die dir bei der Verbesserung deines Liegestütz Trainings helfen können:

1. **Personal Trainer:** Ein qualifizierter Personal Trainer kann individuelle Trainingspläne erstellen, deine Technik korrigieren und dir spezifische Anleitungen zur Verbesserung deiner Liegestütze geben.
2. **Fitness-Coach:** Ein erfahrener Fitness-Coach kann dich bei deinem Liegestütz Training unterstützen und dir wertvolle Ratschläge zur Form, Technik und Progression geben.
3. **Physiotherapeut:** Wenn du besondere gesundheitliche Bedenken oder Verletzungen hast, kann ein Physiotherapeut dir dabei helfen, ein sicheres und effektives Liegestütz Training zu entwickeln.
4. **Sportmediziner:** Ein Sportmediziner kann eine umfassende Untersuchung durchführen, um sicherzustellen, dass du körperlich in der Lage bist, Liegestütze auszuführen, und dir medizinischen Rat geben.
5. **Online-Plattformen:** Es gibt zahlreiche Online-Plattformen, auf denen erfahrene Trainer und Fitness-Experten Anleitungen, Videos und Trainingspläne für Liegestütze anbieten.
6. **Bücher und Artikel:** Es gibt viele Bücher, E-Books und Artikel, die sich mit Liegestützen und Calisthenics befassen und Anleitungen zur Technik, Fortschrittsplanung und Motivation bieten.
7. **Fitness-Communities:** Schließe dich Fitness-Communities, Online-Foren oder sozialen Medien-Gruppen an, um Erfahrungen mit anderen Fitnessbegeisterten auszutauschen und Ratschläge zu erhalten.
8. **Trainings-Apps:** Es gibt verschiedene Apps, die Liegestütz-Trainingspläne und Anleitungsvideos bieten, um dich durch dein Training zu führen.

9. **Freunde oder Trainingspartner:** Trainieren mit Freunden oder Trainingspartnern kann nicht nur motivierend sein, sondern auch die Möglichkeit bieten, sich gegenseitig zu unterstützen und Ratschläge zu geben.
10. **Selbststudium:** Durch Bücher, Videos und Online-Ressourcen kannst du viel über Liegestütze lernen und deine Technik und Routine eigenständig verbessern.

Die Wahl der richtigen Unterstützung hängt von deinen individuellen Zielen, deinem Fitnesslevel und deinen Bedürfnissen ab. Denke daran, dass die richtige Anleitung und Unterstützung den Unterschied zwischen einer erfolgreichen und sicheren Liegestütz-Praxis und potenziellen Verletzungen ausmachen können.

46. Zusammenfassung

Das vorliegende Buch ist die ultimative Ressource für alle, die ihre Fitness auf ein neues Level heben möchten. Mit einem Fokus auf Liegestütze, einer der effektivsten und vielseitigsten Übungen im Calisthenics-Bereich, bietet dieses Buch einen ganzheitlichen Ansatz, um Körperkraft, Ausdauer und Selbstvertrauen zu steigern.

In diesem Buch lernst du nicht nur die Grundlagen der Liegestütze kennen, sondern auch, wie du durch klug aufgebaute Trainingseinheiten deine Fortschritte maximieren kannst. Von Anfängern bis zu Fortgeschrittenen führt der Guide dich durch klare Schritt-für-Schritt-Anleitungen und Trainingspläne, die dich von den grundlegenden Bewegungen zu komplexen Variationen wie einarmigen Liegestützen, Diamant Liegestützen und Planche Push-Ups führen.

Der Fokus liegt jedoch nicht nur auf der physischen Stärke, sondern auch auf der geistigen Stärke und Körperbeherrschung. Du erfährst, wie du deine mentale Einstellung für nachhaltige Erfolge optimieren kannst, und erhältst praktische Tipps zur richtigen Ernährung, um deine Fortschritte zu unterstützen. Neben detaillierten Trainingsplänen bietet das Buch auch umfassende Informationen zur richtigen Form und Technik, um Verletzungen zu vermeiden und optimale Ergebnisse zu erzielen. Du wirst lernen, wie du deinen Körper in Einklang bringst und das volle Potenzial deiner Muskeln und Gelenke ausschöpfst.

"Fit mit Liegestütz-Training" ist mehr als nur ein Trainingsbuch; es ist ein umfassender Leitfaden für körperliche Transformation und persönliche Weiterentwicklung. Egal, ob du nach einem Weg suchst, um deine Fitness-Routine zu erweitern, oder ob du deine Calisthenics-Fähigkeiten auf die nächste Stufe heben möchtest, dieses Buch wird dir helfen, deine Ziele zu erreichen und ein echter Liegestütz-Meister zu werden. Mach dich bereit, deinen Körper zu beherrschen und dein volles Potenzial auszuschöpfen.

47. Die Autoren

Angelika Janzen und Michael Baier haben jeweils ihre Erfahrungen für dieses Buch zusammengetragen. Hier sind einige wichtige persönliche Informationen, die sie ihren Leserinnen und Leser gerne mitteilen.

Angelika Janzen

1. **Berufung:** Angelika Janzen studierte Germanistik, Sportwissenschaften und Sportmedizin und qualifizierte sich unter anderem als Amateurreitlehrerin. Sie unterrichtet seit mehreren Jahren als Lehrerin die Fächer Sport und Ethik. Seit mehr als 25 Jahren arbeitet sie im Bereich Fitness und Gesundheit mit den Schwerpunkte Rückenschule, Pilates und Yoga.
2. **Motivation:** Als Fitness- und Gesundheitscoach holt Angelika Janzen jede Teilnehmerin und jeden Teilnehmer auf seinem Fitness Level ab und freut sich über gemeinsam erzielte Fortschritte. Dabei sind jeder Tag und jede Trainingseinheit anders. Auch wenn Fortschritte im Fitness Level nicht sofort sichtbar werden, lohnt es sich weiterzumachen. Denn am Ende lohnt es sich. Aus regelmäßigem wird sogar eine Lebenseinstellung. Liegestütz Training kann einfach in jeden Alltag integriert werden und bewirkt regelmäßig angewendet Wunder.
3. **Lebensphilosophie:** Jeder Mensch bestimmt die Qualität seiner Lebenszeit selbst. Indem er seinen Körper, seinen Geist und seine Seele gut behandelt und stärkt, gewinnt er Gesundheit, Lebendigkeit und Lebensglück.

Michael Baier

1. **Fitness- und Trainingshintergrund:** Michael Baier ist seit seinem 50. Lebensjahr Mitglied im VitaSpa Fitnessclub in der Rhein-Main-Therme in Hofheim am Taunus. Dort besucht er regelmäßig Fitnesskurse. Besonders gefallen ihm Fitnesskurse von Angelika Janzen. Hieraus ist dieses Buch entstanden. Michael Baier absolviert täglich mehr als 200 Liegestütze. Durch diese langjährige Gewohnheit konnte er zum Beispiel an seinem 66. Geburtstag 66 Liegestütze hintereinander machen. Normalerweise macht er jeweils 30 Liegestütze am Stück und dies jeweils über den Tag verteilt.
2. **Motivation:** Gerade beim Älterwerden spielt die persönliche Fitness eine entscheidende Rolle für die eigene Lebensqualität, die Lebensfreude und das Lebensglück. Dies ist die entscheidende Motivation für das Liegestütz Training.
3. **Berufung:** Michael Baier studierte Betriebswirtschaftslehre und ist Diplom-Kaufmann. Er arbeitete viele Jahre als Unternehmensberater in vielen Projekten im Bereich Organisation, Softwareentwicklung und Geschäftsprozessentwicklung.
   Mit 50 Jahren machte er sich als unabhängiger Finanzberater selbständig. Heute ist er persönlicher Berater für Gled, Vermögen und Lebensglück.
4. **Bücher:** Michael Baier ist Autor mehrerer Bücher. In seinem Buch „Erst das Vergnügen, dann die Arbeit“ beschreibt er und weitere Autoren, was wäre, wenn uns dies unsere Eltern gesagt hätten. Im Buch „Geld, Vermögen und Lebensglück“ stellt Michael Baier mehr als 100 Fragen, zu diesen wichtigen Lebensbereichen und regt die Leserin und den Leser an, persönliche Antworten zu finden.
5. **Hobby:** Michael Baier fährt seit seinem 15. Lebensjahr begeistert Motorrad. Liegestütz Training fördert die körperliche Fitness hierfür.
6. **Lebensphilosophie:** Orientiere dich an dem, was dir Freude bereitet, und schenke andere Menschen Freude.
7. **Kontakt:** E-Mail gp.pro@web.de

48. Danksagung

Liebe Leserinnen und Leser,

mit tiefer Dankbarkeit richten wir unsere Worte an euch, die ihr euch auf die Reise begebt, eure Kraft und Ausdauer durch die Seiten dieses Liegestütz Trainingsbuches zu steigern. Es ist eine Ehre und Freude für uns, euch auf diesem Weg zu begleiten.

Euer Engagement und eure Entschlossenheit, die ihr in das Training investiert, sind inspirierend. Die Reise des Liegestütz Trainings ist nicht nur körperlich herausfordernd, sondern auch eine mentale Reise der Selbstdisziplin und des Wachstums. Wir bewundern eure Bereitschaft, euch diesen Herausforderungen zu stellen und eure Grenzen zu erweitern.

Jeder Schritt, den ihr auf diesem Weg macht, ist ein Erfolg. Egal, ob es darum geht, eure ersten Liegestütze zu meistern, neue Variationen zu erkunden oder eure persönlichen Bestleistungen zu übertreffen - jeder Fortschritt verdient Anerkennung. Eure Ausdauer und Beharrlichkeit sind inspirierend und zeigen, dass ihr bereit seid, euch selbst zu überwinden und euer volles Potenzial auszuschöpfen.

Erinnert euch immer daran, dass es nicht nur um die körperliche Stärke geht, die ihr aufbaut, sondern auch um die Stärke eures Geistes und eurer Entschlossenheit. Ihr seid auf dem Weg zu einer besseren Version eures Selbst, und das ist eine Reise, die sich lohnt.

Wir hoffen von Herzen, dass dieses Liegestütz Trainingsbuch euch mit wertvollen Informationen, motivierenden Geschichten und praktischen Ratschlägen bereichert hat. Ihr seid die treibende Kraft hinter diesen Zeilen, und wir danken euch dafür, dass ihr einen Schritt in Richtung Gesundheit, Stärke und Wohlbefinden gegangen seid.

Möge eure Liegestütz Reise euch nicht nur physisch stärken, sondern euch auch dazu ermutigen, Hindernisse im Leben mit der gleichen Entschlossenheit anzugehen. Wir wünschen euch nur das Beste auf eurem Weg zu einer kraftvollen und erfüllten Lebensweise.

Mit aufrichtiger Dankbarkeit und besten Wünschen,

Angelika Janzen und Michael Baier

49. Empfehlung deines Fitness Studios

Liebe Fitness-Enthusiasten,

wir im Fitness Studio sind stolz darauf, deine Wellness- und Fitnessreise zu unterstützen. Wenn du auf der Suche nach einem umfassenden Trainingsprogramm bist, das nicht nur deinen Körper stärkt, sondern auch deine mentale Ausgeglichenheit fördert, dann ist das Liegestütz Buch genau das Richtige für dich.

Das Buch **Fit mit Liegestütz-Training** liefert nicht nur fundierte Anleitungen für dein Liegestütz Training, sondern auch wertvolle Ratschläge zur richtigen Technik, Fortschrittsplanung und Motivation. Das Liegestütz Training kann dich dabei unterstützen, deine Muskeln zu straffen, deine Kraft zu erhöhen und gleichzeitig deine Flexibilität zu verbessern.

Das Liegestütz Buch ist eine ideale Möglichkeit, dein Training zu vertiefen und zu erweitern. Mit praxiserprobten Tipps und effektiven Trainingsplänen wirst du dich motiviert fühlen, deine Fitnessziele zu erreichen und dabei die Gesundheit deines Körpers und Geistes zu stärken.

Jetzt ist die perfekte Zeit, um das Liegestütz Buch in die Hand zu nehmen und deine Liegestütz Fähigkeiten auf das nächste Level zu bringen. Kombiniere das Wissen aus dem Buch mit den exzellenten Einrichtungen deines Fitness Studios, um ein ganzheitliches Fitnesserlebnis zu genießen. Erobere die Welt der Liegestütze und erlebe die ultimative Verbindung von Training, Erholung und Wellness mit dem Liegestütz Buch.

Gemeinsam für deine Gesundheit und Fitness,

Dein Fitness Studio